U0558477

住院医师规范化培训精品案例教材

总主审：王成增　　总主编：姜　勇

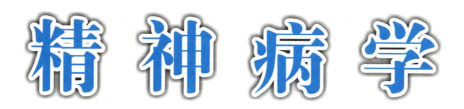

精 神 病 学

本册主编　宋学勤　李淑英　郎　艳

郑州大学出版社

图书在版编目(CIP)数据

精神病学／宋学勤，李淑英，郎艳主编. -- 郑州：
郑州大学出版社，2024.11. -- （住院医师规范化培训精
品案例教材／姜勇主编）. -- ISBN 978-7-5773-0711-4

Ⅰ. R749

中国国家版本馆 CIP 数据核字第 2024BC4721 号

精神病学

JINGSHENBINGXUE

项目负责人	孙保营　李海涛	封面设计	苏永生
策划编辑	陈文静	版式设计	苏永生
责任编辑	陈文静　赵佳雪	责任监制	朱亚君
责任校对	张若冰　丁晓雯		

出版发行	郑州大学出版社	地　址	郑州市大学路 40 号（450052）
出版人	卢纪富	网　址	http://www.zzup.cn
经　销	全国新华书店	发行电话	0371-66966070
印　刷	河南龙华印务有限公司		
开　本	850 mm×1 168 mm　1／16		
印　张	10.5	字　数	306 千字
版　次	2024 年 11 月第 1 版	印　次	2024 年 11 月第 1 次印刷

书　号	ISBN 978-7-5773-0711-4	定　价	47.00 元

本书如有印装质量问题,请与本社联系调换。

编委会名单

总主审 王成增

总主编 姜 勇

编 委 （以姓氏笔画为序）

丁德刚	王 叼	王 悦	王 薇	王义生	王成增
王金合	王伊龙	王秀玲	王怀立	王坤正	车 璐
艾艳秋	卢秀波	田 华	兰 超	邢丽华	邢国兰
朱 涛	朱长举	刘 丹	刘 红	刘升云	刘刚琼
刘会范	刘冰熔	刘淑娅	刘献志	闫东明	许予明
许建中	李 莉	李向楠	李淑英	余祖江	宋东奎
宋永平	宋学勤	张 大	张 磊	张英剑	张国俊
张金盈	张建江	陈志敏	范应中	岳松伟	郎 艳
房佰俊	赵 松	赵 杰	赵占正	赵先兰	姜 勇
姜中兴	贺玉杰	秦贵军	贾 勐	贾延劼	徐 敬
高剑波	高艳霞	郭瑞霞	黄 艳	曹 钰	符 洋
董建增	程敬亮	曾庆磊	窦启锋	魏新亭	

秘 书 王秀玲

作者名单

主　编　宋学勤　李淑英　郎　艳

副主编　李幼辉　李恒芬　王传升　郝以辉　郭慧荣　史晓红

编　委　（以姓氏笔画为序）

马全刚（郑州大学第一附属医院）　　　　杨　磊（郑州大学第一附属医院）

王亚丽（郑州大学第一附属医院）　　　　连　楠（郑州大学第一附属医院）

王传升（新乡医学院第二附属医院）　　　何　瑾（郑州大学第一附属医院）

王源莉（郑州大学第一附属医院）　　　　宋学勤（郑州大学第一附属医院）

牛琪惠（郑州大学第一附属医院）　　　　张延妍（郑州大学第一附属医院）

史晓红（河南省人民医院）　　　　　　　庞礼娟（郑州大学第一附属医院）

成　军（郑州大学第一附属医院）　　　　庞剑月（郑州大学第一附属医院）

吕培培（郑州大学第一附属医院）　　　　郎　艳（郑州大学第一附属医院）

李　红（郑州大学第一附属医院）　　　　赵晓锋（郑州大学第一附属医院）

李　雪（郑州大学第一附属医院）　　　　郝以辉（郑州大学第一附属医院）

李文慧（新乡医学院第二附属医院）　　　郭慧荣（郑州大学第一附属医院）

李幼辉（郑州大学第一附属医院）　　　　曹素霞（郑州大学第一附属医院）

李恒芬（郑州大学第一附属医院）　　　　常卫利（郑州大学第一附属医院）

李艳歌（郑州大学第一附属医院）　　　　蔡文艳（河南省人民医院）

李淑英（郑州大学第一附属医院）

编写秘书　庞礼娟

前　言

根据 2013 年底国务院七部委发布的《关于建立住院医师规范化培训制度的指导意见》，近年来，我国已在全国范围内基本建立起住院医师规范化培训制度，形成了较为完善的政策体系和培训体系，所有新进医疗岗位的本科及以上学历的临床医师均须接受住院医师规范化培训。目前，河南省住院医师规范化培训已基本构建了相对合理的培养体系，但随着住院医师规范化培训制度建设的深入推进，对培养人才的质量提出了更高的新要求。精神科作为紧缺专业之一，从业人员少，病患数量逐年增加，所以精神科专业人才的培养尤为重要。因此，根据《住院医师规范化培训内容与标准（2022 年版）——精神科培训细则》的要求，我们组织了全省精神科专家进行此教材的编写，以期提升河南省培养优秀年轻精神科医师的能力。

作为临床医生，我们的本职工作是看病。因此，培养住院医师的首要目标是会看病。如何才能会看病、看好病？这就要求我们具备扎实的基础理论知识，并将理论与临床实践相结合。因此本教材的编写模式我们选择了"基础理论知识和临床案例"相结合的形式，通过具体的临床案例，让住培医师不仅能学会不同疾病的具体诊疗思路和过程中的重点、难点，同时也能与时俱进，掌握该领域最新的基础理论知识。

本教材中疾病的诊断与分类标准主要以《国际疾病分类第十一次修订本》（ICD-11）为准，部分内容中也会涉及 ICD-10，新老标准兼顾。精神科与神经内科、心血管内科、内分泌科、消化内科、急诊科等科室联系广泛，故在本教材中不仅包含了精神科常见病、多发病的章节，还包含了联络会诊、精神科急诊等特殊章节。此外，与目前市面现有的多数教材相比，我们还增设了心理治疗的章节。

本教材共 17 章，由 36 个典型临床案例组成。每个案例基本都由病历书写、诊断与鉴别诊断、治疗和预后等几大部分组成，各部分中间穿插相应的临床思维引导分析。这种特殊的编写形式主要是因为本教材要作为精神科住院医师规范化培训教材，因此，不仅要培养住培医师的临床思维和对知识的运用，同时要兼顾对新知识的学习。

本教材由我省精神科知名专家带领编写，编委中部分是省内有一定影响力的年轻专家，新老专家对知识不同理解的融合，为本教材注入了新鲜的养分，这对临床教学的传承、人才队伍的建设都大有裨益。本教材涉及的案例都来自临床真实病例，根据教材编写要求以及伦理保密的原则进行了修改，在此感谢所有提供病例并帮助检索相关资料的医院及专家。此外，由于医学知识的不断更新，各位编委虽已尽己所能，但仍可能存在诸多不足，希望读者能提出宝贵意见，使下一版本教材更为完善。

宋学勤

2024 年 5 月

目 录

第五章　抑郁障碍

第六章　焦虑障碍

第七章　强迫及相关障碍

第八章　应激相关障碍

第九章　分离转换性障碍

第十章　躯体痛苦和躯体体验障碍

第十一章　进食障碍

第十二章　睡眠障碍

第十三章　神经发育障碍

第十四章　起病于童年与少年时期的行为与情绪障碍

第十五章　联络会诊

第十六章　精神科门诊和急诊

第十七章　心理治疗

第一章　器质性精神障碍

案例 1　抗 NMDA 受体脑炎所致精神障碍

一、病历资料汇总

1. **一般资料**　患者何某某,女,17 岁,学生。

2. **主诉**　言行异常、情绪不稳 8 d,发热 1 d。

3. **现病史**　8 d 前无明显诱因出现言行异常、情绪不稳,表现为夜间精神亢奋,话多,谈论内容涉及童年经历和部分家人不能理解的内容,不能适应平素所熟悉的环境,易激惹,情绪时好时坏,偶尔出现无诱因突然大哭,家人给予安抚后症状改善不佳,睡眠时间减少,平均每日睡眠时间约 2 h,伴腹胀、腹部不适感、胸闷、频繁呃逆等多种躯体症状。1 d 前出现发热,体温最高达37.8 ℃。于当地医院就诊,未予检查,具体诊断不详,给予"藿香正气口服液、谷维素、艾司唑仑、复方地西泮"及中药治疗,具体药物用法用量不详,效果不佳。为进一步诊治,收入科。患者自发病来,神志模糊,饮食差,睡眠差,大小便正常,体重无明显变化。

4. **既往史**　对青霉素过敏。否认重大躯体疾病史。

5. **个人史**　高三在校学生,与同学、老师关系融洽。家庭关系和睦。否认化学性物质、放射性物质、毒物接触史,否认吸烟、饮酒史。

6. **婚姻史**　未婚。

7. **月经生育史**　13 岁月经初潮,月经周期规律,无痛经史等。未育。

8. **家族史**　否认两系三代精神障碍疾病史。

9. **体格检查**　体温(T)37.9 ℃,脉搏(P)80 次/min,呼吸(R)12 次/min,血压(BP)130/80 mmHg。心肺腹部查体未见明显异常。神经系统查体:神志模糊,记忆力、注意力下降,定向力下降,余未见阳性体征。

10. **精神检查**

(1)意识:意识模糊,部分沟通无法有效对答。

(2)仪态:衣着欠整洁。

(3)面部表情:大部分时间表情平淡,激惹状态下可有愤怒表情。

(4)接触交谈:部分合作,部分对答不切题,有时答非所问。

(5)注意力:减弱。

(6)感知觉:未引出明显幻觉、错觉及感知综合障碍。

(7)思维:思维不连贯,部分思维内容无法理解,思维联想速度较慢。

(8)情感:情感反应欠协调,情感活动不稳定,夜间多显情感高涨,精力较平时旺盛、话多,易激惹,白天多显情感活动淡漠。有时莫名情感暴发、大哭。

（9）意志行为:意志活动减退,行为紊乱。

（10）食欲:食欲减退。

（11）睡眠:睡眠时间减少。

（12）智能:记忆力下降。

（13）自知力:缺如。

11. 辅助检查　院前未行相关检查,入院后完善辅助检查:腰椎穿刺检查可见脑脊液呈乳白色、微混浊状,脑脊液压力 345 mmH$_2$O,潘氏试验阳性,白细胞计数 $106×10^6$/L,脑脊液抗 N–甲基–D–天冬氨酸(N–methyl–D–aspartic acid,NMDA)离子型谷氨酸受体抗体阳性,脑脊液生化及培养、抗酸+真菌涂片+革兰氏染色阴性,结核抗体阴性。

血常规:白细胞 $11.27×10^9$/L,中性粒细胞计数 $9.16×10^9$/L,中性粒细胞百分比 81.2%,淋巴细胞计数 $1.02×10^9$/L,淋巴细胞百分比 9.1%,EB 病毒阳性,余 C 反应蛋白、肝功能、肾功能、电解质、凝血功能、红细胞沉降率、血小板压积(PCT)、甲状腺功能正常,G 试验、G–M 试验阴性。

头颅 MRI 平扫+增强未见明显异常。心电图、胸部 CT 未见明显异常。

普通脑电图:1～1.5 Hz、20～80 μV 左右的 δ 节律为脑电背景活动,波形不整,左右两侧大致对称。偶见少量低幅 α 波。可见较少中幅 θ 波散在出现,抑制反应不完全,诊断意见为重度异常脑电图。

二、诊疗过程

（一）初步诊断

言语行为异常原因待查。

（二）诊疗经过

患者入院第 2 日意识障碍进一步加重,神志处于昏睡状态,伴流涎、吞咽困难,仍有发热,紧急给予患者行腰椎穿刺检查,脑脊液结果回示脑脊液压力 345 mmH$_2$O,潘氏试验阳性,白细胞计数 $106×10^6$/L,脑脊液抗 NMDA 受体抗体阳性,脑脊液生化及培养、抗酸+真菌涂片+革兰氏染色阴性,结核抗体阴性。入院后患者症状进一步加重,出现烦躁不安,口角抽动,偶有躯体角弓反张状,考虑到患者颅压较高,随时存在脑疝风险,给予患者转入 ICU 病房进一步诊治。

此时患者脑脊液检查抗 NMDA 受体抗体阳性,符合“抗 NMDA 受体脑炎”诊断标准,患者 EB 病毒阳性,不排除同时存在病毒性脑炎,故修订诊断:“①抗 NMDA 受体脑炎;②病毒性脑炎?”。因此给予丙种球蛋白联合激素冲击治疗,以及阿昔洛韦抗病毒治疗。

考虑到对于青少年女性患者,畸胎瘤是出现抗 NMDA 受体脑炎的常见病因。因此对该患者进一步完善子宫附件超声,结果提示右侧附件区混合性回声,形态欠规则,边界尚清晰。进一步完善盆腔磁共振,结果提示右侧附件区畸胎瘤。妇科医生建议急诊手术治疗,给予患者急诊手术切除右侧畸胎瘤治疗。术后继续上述抑制免疫活动及抗病毒治疗方案,但观察到患者症状改善不明显,故加用血浆置换治疗,治疗后患者意识障碍逐渐恢复,体温恢复正常,精神病性症状逐渐改善。

思维引导 1

抗 NMDA 受体脑炎是最常见的自身免疫性脑炎。病前 2 周,大约 70% 患者出现发热、头痛、恶心、呕吐和流行性感冒样的前驱症状。抗 NMDA 受体脑炎早期表现为行为异常、妄想、幻觉和偏执,伴有记忆力下降和言语功能障碍。最常见的运动障碍是口面部运动障碍、舞蹈症和肌张力障碍。部分患者可能会进展为紧张症或缄默症,随后出现意识障碍和自主神经功能障碍。儿童常出现行为症状和运动障碍,而成人则多表现为精神症状和癫痫。

三、诊断与诊断依据 »

(一)诊断

抗NMDA受体脑炎。

(二)诊断依据

1. 临床表现 青少年女性,急性起病,临床表现为精神行为异常,癫痫发作,伴有流涎、吞咽困难、顽固性呃逆等多灶性脑损害表现。

2. 脑脊液异常 脑脊液白细胞增多($>5\times10^6$/L),脑脊液抗NMDA受体抗体阳性,脑电图异常表现为弥漫的慢波节律,于ICU治疗期间脑电波监测可见痫样放电。

3. 影像检查 发现与抗NMDA受体脑炎相关的卵巢畸胎瘤。

4. 其他 患者进行抗病毒治疗后症状无明显改善,针对"抗NMDA受体脑炎"加用血浆置换治疗后症状明显改善,故考虑病毒性脑炎诊断依据暂不充分。

(三)鉴别诊断

1. 中毒性疾病 如一氧化碳中毒、砷中毒、放射性脑病。患者急性起病,病程较短,出现精神症状,伴发热,需要考虑该疾病,但患者病前不存在一氧化碳中毒或其他毒物或放射性物质接触史,故该诊断的依据不充分。

2. 神经系统肿瘤 颅内原发肿瘤或转移瘤均可引起相关精神症状,特别需要警惕大脑胶质瘤病、大脑淋巴瘤病及中枢神经系统淋巴瘤。但此类疾病多为慢性起病,极少伴随发热症状,且患者头颅MRI检查未提示占位性病变,故该疾病诊断依据不充分。

3. 代谢性脑病 韦尼克脑病(Wernicke encephalopathy)、肺性脑病、肝性脑病、肾性脑病等。患者无相关基础疾病史,且入院后头颅MRI结果及化验检查结果均不支持上述疾病诊断,故该类疾病暂可排除。

4. 感染性疾病 病毒性脑炎、结核性脑膜脑炎、神经梅毒、神经系统莱姆病、克-雅病及细菌、真菌或寄生虫所致中枢神经系统感染等。该患者脑脊液检查结果不支持上述疾病。

5. 神经系统变性病 路易体痴呆等。该疾病多为中老年期起病,精神行为异常等症状多为波动性表现。该患者起病年龄较早,且临床表现和头颅MRI表现均不符合,故该疾病暂可排除。

6. 遗传性疾病 线粒体脑肌病伴高乳酸血症和卒中样发作、肾上腺脑白质营养不良等。患者起病年龄较早,但患者临床表现及辅助检查结果暂不支持该类疾病诊断。

7. 血管性疾病 硬脑膜动静脉瘘、脑淀粉样血管病相关炎症等。患者神经系统查体及头颅磁共振检查、临床表现暂不支持该类疾病的诊断,故暂可排除血管性疾病。

思维引导2

自身免疫性脑炎癫痫发作时对于药物反应较差,可选用广谱抗癫痫药物,例如苯二氮䓬类、丙戊酸钠、拉莫三嗪、拉考沙胺或托吡酯,使用左乙拉西坦时须注意其精神症状不良反应。针对精神症状可选用奥氮平、氯硝西泮、丙戊酸钠、氟哌啶醇和喹硫平等药物,但须注意药物对意识水平的影响及其锥体外系的不良反应等。

　　早期免疫治疗可产生疗效,因此对自身免疫性脑炎的治疗不应延误。一线免疫治疗包括糖皮质激素、静脉注射免疫球蛋白、血浆置换或免疫吸附等方法。抗 NMDA 受体脑炎患者合并卵巢畸胎瘤应尽快手术切除;如合并恶性肿瘤,应由相关专科进行手术、化疗与放疗等综合治疗。

四、处理原则和护理要点

　　1. 接诊患者时要全面、细致评估患者的临床症状及生命体征,避免先入为主的观念,忽略对器质性疾病的排查。对患者的体格检查要全面,不能流于形式,或者只检查重点部位。并且在病情发生变化时及时完善对器质性疾病的排查,及时调整治疗方案。

　　2. 积极治疗器质性脑病,针对疑似脑炎患者,要尽早完成腰椎穿刺检查,如果发现颅内压过高,要及时给予降颅压治疗,避免颅内压过高所致的脑疝等风险,进一步危及患者生命安全,并且重症患者要尽早转入 ICU 进行诊治。

　　3. 在针对原发病的治疗并不能快速改善精神行为异常的情况下,可使用小剂量的抗精神病药物,如奥氮平、喹硫平、利培酮等,如病程期间出现癫痫发作时,可使用抗癫痫药物,如丙戊酸盐、地西泮等。

　　4. 加强认知康复训练,如言语功能训练、吞咽功能训练、肢体功能训练,以加快康复的速度,提高患者生活质量战胜疾病的信心。

　　5. 对患者治疗疾病过程中可能出现的焦虑、抑郁、恐惧等不良情绪,需要定期进行心理评估,一旦发现及时进行心理干预,必要时可给予5-羟色胺选择性再摄取抑制剂(selective serotonin reuptake inhibitors,SSRIs)类药物,如西酞普兰、舍曲林等,或者苯二氮䓬类药物,如阿普唑仑、劳拉西泮等。

　　6. 注意药物不良反应及药物间相互作用,部分药物可能降低癫痫阈值,引起心脏传导阻滞,需要注意随访心电图结果及血药浓度。

　　7. 患者精神行为症状控制后,应该逐步减少抗精神病药物的用量,直到停用。

　　8. 护理方面需要针对患者所出现的精神症状,如幻觉、妄想,严防患者出现外走和冲动等危险行为;针对患者所出现脑损害症状,如吞咽困难,严防患者出现呛咳导致吸入性肺炎,或者误吸导致窒息等风险;针对存在意识障碍的患者,要定时辅助活动并抬高双下肢,严防下肢静脉血栓形成。

五、思考题

　　1. 抗 NMDA 受体脑炎的临床表现和神经系统查体表现有哪些?

　　2. 抗 NMDA 受体脑炎的鉴别诊断有哪些?

　　3. 抗 NMDA 受体脑炎的治疗方法有哪些?

六、参考资料

[1] 陈海波,陈琳,崔丽英,等. 中国自身免疫性脑炎诊治专家共识[J]. 中华神经科杂志,2017,50(2):91-98.

[2] 陆林. 沈渔邨精神病学[M]. 6 版. 北京:人民卫生出版社,2018.

（蔡文艳　史晓红）

案例2 **脑瘤所致精神障碍**

一、病历资料汇总

1. 一般资料　张某某,男,49 岁,个体经营者。

2. 主诉　情绪低落、兴趣减退 2 个月。

3. 现病史　2 个月前无明显诱因出现情绪低落,不愿与人说话,对什么都提不起兴趣,食欲减退,睡眠质量下降,日间睡眠增多,自感精神状态差,全身乏力不适,注意力难以集中,无发热、头晕、头痛、心慌、胸闷等躯体不适症状。患者上述症状严重程度和周围环境有关,在家中时较为明显,离开家中环境可部分好转,未予系统诊治。2 d 前于精神科门诊就诊,初步诊断为"抑郁状态?",给予"舍曲林 50 mg qd、百乐眠胶囊、解郁丸"口服治疗,自感效果不佳,今为进一步诊治,收入院。患者自发病来,神志清,精神差,睡眠差,睡眠质量下降,日间精力下降,食欲减退,体重无明显变化,大小便正常。否认自杀观念,否认持续性情感高涨,否认凭空闻声、见物及敏感多疑,无冲动、伤人、自伤、外跑等行为。

4. 既往史　10 年前有"抑郁症"病史,于外院诊治,自诉口服药物治疗 2 年后治愈,具体药物及用法用量不详。发现血压升高 9 年,血压最高达 140/100 mmHg,平素规律口服"左旋氨氯地平 2.5 mg qd",血压控制可。发现血糖升高 9 年,平素规律口服"二甲双胍 0.85 g bid"控制血糖,未规律监测血糖。否认其他重大躯体疾病,否认中毒、感染、高热、癫痫史。

5. 个人史　高中学历,家庭关系和睦。吸烟史 10 余年,量约 10 支/d,饮酒史 10 余年,偶有饮酒,量约 150 mL/次。否认化学性物质、放射性物质及毒物接触史。

6. 婚姻史　已婚。

7. 生育史　育有 1 男 1 女,均体健。

8. 家族史　否认两系三代精神障碍疾病史。

9. 体格检查　神志清,T 36.5 ℃,P 75 次/min,R 15 次/min,BP 120/78 mmHg。表情愁苦,心肺腹部查体未见明显异常。神经系统查体未见阳性体征。

10. 精神检查

(1)意识:意识清,时间、人物、空间定向力完整。

(2)仪态:衣着整洁、得体,无怪异姿势。

(3)面部表情:表情愁苦,与之接触时显得悲观消极。

(4)接触交谈:接触稍被动,部分合作,问多答少,语速较慢,语量少,对答切题。

(5)注意力:注意力不集中。

(6)感知觉:未引出错觉、幻觉及感知觉综合障碍。

(7)思维:联想迟缓,自感头脑反应迟钝,存在自责感,未引出明确妄想等思维内容障碍。

(8)情感:情感反应协调,情绪低落,高兴不起来,对什么都提不起兴趣。对未来感到悲观,看待事情较为消极。未引出病程中有情绪高涨、精力旺盛、兴奋话多、持续激惹性增高等表现。

(9)意志行为:行动迟缓,自感头脑反应迟钝,易疲劳。意志活动减退,无自杀观念及自杀行为。

(10)食欲:减退,体重未见明显变化。

(11)睡眠:睡眠差,睡眠质量下降,日间功能受损。

(12)智能:正常,智力水平与受教育背景相符。

（13）自知力：存在，有求治意愿。

11. 辅助检查　院前无辅助检查结果。

入院后行血常规、凝血四项、甲功三项、肝功能、肾功能、电解质、尿常规、大便常规、传染病四项、叶酸+维生素 B_{12}、同型半胱氨酸均未见明显异常。心电图未见异常。

汉密尔顿抑郁量表：25 分，汉密尔顿焦虑量表：10 分。

头颅 MRI 平扫：左侧额部占位，考虑侵袭性脑膜瘤可能（图 1-1A）。

头颅 MRI 增强扫描：左侧额部占位，结合波谱成像考虑侵袭性脑膜瘤可能（图 1-1B）。

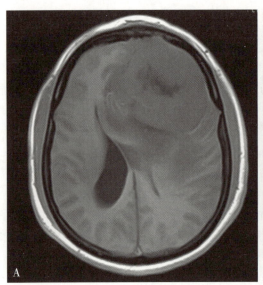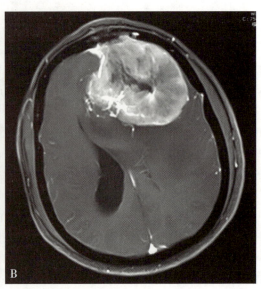

A. MRI 平扫；B. MRI 增强扫描

图 1-1　头颅 MRI 表现

二、诊疗过程

（一）初步诊断

①抑郁状态？②高血压；③2 型糖尿病。

（二）诊疗经过

患者入院后完善头颅核磁检查发现左侧额部巨大占位。入院后给予甘露醇脱水降颅内压、阿普唑仑 0.4 mg/d 助眠及氨氯地平 2.5 mg/d 降血压、二甲双胍 1.7 g/d 降血糖治疗。住院期间患者突发下肢无力，步态不稳，请神经外科医师急会诊后，考虑患者颅内巨大占位，随时存在意识丧失及脑疝风险，遂紧急转入神经外科行进一步治疗。

思维引导 1

脑疝病情的观察方法如下。

（1）意识观察的方法：主要是给予言语和各种刺激，观察患者反应情况并加以判断。如呼叫其姓名，推摇其肩臂，压迫眶上切迹，针刺皮肤，与之对话嘱其执行有目的的动作等。

（2）瞳孔观察的方法：正常的瞳孔在自然光线下直径平均为 2~5 mm，两侧等大，等圆，边缘整齐，亮光下可缩小，光线暗的环境下可略增大。瞳孔改变对判断病情和及时发现颅内压增高危象非常重要。早期：瞳孔略微缩小，但时间很短，很难观察到，继而患侧瞳孔中度扩大，对光反射迟钝或消失,对侧正常。中期:患侧瞳孔散大,眼球固定,对侧瞳孔中度扩大,对光反射迟钝或消失。晚期:两侧瞳孔散大,眼球固定,表示濒危状态。

(3)生命体征观察:包括体温、脉搏、呼吸、血压,是人对疾病的应激反应和身体功能障碍的反应。

(4)颅内压增高三主征:头痛、呕吐、视神经乳头水肿。当患者头痛加剧并伴有躁动时,常由于颅内压增高所致,要提高警惕,密切观察瞳孔变化,防止脑疝发生。

(5)肢体活动情况:如出现一侧肢体活动障碍时,往往表示颅内占位病变增大,或为小脑幕切迹疝的一个症状。

三、诊断与诊断依据

(一)诊断

①脑瘤所致精神障碍;②高血压;③2型糖尿病。

(二)诊断依据

1. 患者中年男性,病程2个月,起病前无明显不良事件为诱因。

2. 临床表现为情感低落、精力减退、兴趣丧失、食欲减退、消极悲观、注意力下降、睡眠障碍等抑郁症状。

3. 头颅MRI提示左侧额部占位性病变。

4. 患者既往存在高血压、糖尿病病史。

(三)鉴别诊断

1. **抑郁发作** 患者临床表现为情感低落、精力减退、兴趣丧失、食欲减退、消极悲观、注意力下降、睡眠障碍等,符合抑郁症状表现,患者症状波动受周围环境影响,患者既往有抑郁症病史,可能存在易患病的人格基础,但患者此次发病前无明显不良事件为诱因,且既往有高血压、糖尿病病史,故须进一步完善辅助检查排查器质性疾病所致的抑郁症状。

2. **双相障碍** 患者既往有抑郁症病史,经药物治疗后痊愈,间歇期情感活动基本正常,此次再次以抑郁症状为首发症状发病,故需要和双相障碍相鉴别;但双相障碍的诊断需要病程中有明确持续性躁狂或轻躁狂发作史,问诊过程中未引出此类症状,但不排除在轻躁狂状态下,患者对此缺乏自知力,因此需要进一步观察患者情绪、思维活动及行为活动变化以鉴别该诊断。

3. **药源性抑郁** 患者既往高血压病史,长期服用降压药,须考虑到与该疾病相鉴别,药源性抑郁有以下特点:既往有情感障碍病史者更易患病,出现抑郁症状前多有静坐不能等锥体外系反应,抑郁症状可出现在用药后不久,多数在用药数日到2年内发生,减量原用药或停药后抑郁症状可逐渐缓解,再次使用该药又可诱发抑郁。该患者的症状及用药史与上述特点不符,故该诊断可能性不大,必要时可停用相关药物观察抑郁症状有无改善以鉴别。

思维引导2

脑肿瘤一般分为原发和继发两大类:原发性脑肿瘤可发生于脑组织、脑膜、脑神经、垂体、血管残余胚胎组织等;继发性脑肿瘤指身体其他部位的恶性肿瘤转移或侵入颅内形成的转移瘤。脑瘤常常会引起精神行为异常,其发生率可高达25%~40%。因此,老年人出现精神异常,除了患精神疾病之外,不能完全排除颅内肿瘤的存在,须行进一步检查。一般认为,颅内肿瘤发生在额、颞、胼胝体等部位者较多产生精神症状。

顾内肿瘤患者的精神症状中认知障碍最常见，可表现为注意力不集中、记忆减退或思维迟缓，严重者可出现类似痴呆的表现。幻觉也较常见，不同部位的肿瘤可产生不同种类的幻觉，也可产生相同的幻觉。还可见焦虑、抑郁、躁狂、分裂样或神经症性症状。

某些脑膜瘤患者伴发精神症状和躯体症状，缺乏神经系统定位症状和体征，在诊断上有一定难度，容易误诊为非器质性精神障碍。有时家属提供病史时比较重视心理因素，如果临床病情不断进展，与心理因素无关，应考虑脑器质性疾病的可能性。精神科医生应结合病史、体格和神经系统检查，全面考虑，进行动态观察，必要时进行头颅 CT、MRI 等检查，以避免误诊和漏诊。

四、处理原则和护理要点 ▶▶▶

1. 接诊患者时要全面、细致评估患者的临床症状以及生命体征，避免先入为主的观念，忽略对器质性疾病的排查。该患者虽然临床表现符合抑郁症状，症状严重程度具有波动性，既往有抑郁症病史，高度怀疑存在易患病人格基础，而且入院神经系统查体未见阳性体征，但是问诊过程中未引出明确的不良事件作为发病诱因，因此存在诊断原发性抑郁障碍的疑点。在病情发生变化时应该及时请专科会诊指导治疗，并及时调整治疗方案。

2. 对于存在较大颅内占位性病变的患者，应警惕患者存在较高的病情进展所致脑疝的风险，必要时可给予甘露醇等降颅压药物对症治疗，以稳定病情。即使入院时神经系统查体无阳性体征，也应该动态观察神经系统体征变化，以便及时对病情进展作出判断，及时调整治疗方案，将危及生命的风险尽可能降到最低。

3. 在针对原发病的治疗进行之前，应针对患者存在的症状进行对症治疗，如存在睡眠障碍，可给予阿普唑仑等苯二氮䓬类药物或右佐匹克隆等非苯二氮䓬类药物，如存在焦虑情绪，需要及时进行心理干预，必要时可给予 SSRIs 类药物，如西酞普兰、舍曲林等，或者苯二氮䓬类药物，如阿普唑仑、劳拉西泮等。

4. 患者的原发病得到有效治疗，精神综合征相关症状得到改善后，应逐渐减量直至停用相关药物。

5. 护理要点：需要针对患者所出现的情感症状，如情绪低落、自杀观念、自杀行为，或者精神症状，如幻觉、妄想，定时进行风险评估，密切观察患者情绪变化，严防患者自伤、自杀、外走和冲动等危险行为。

五、思考题 ▶▶▶

1. 发生在额叶的颅内肿瘤临床表现包括哪些？
2. 颅内压增高的表现有哪些？
3. 哪些药物可能引起药源性抑郁？

六、参考资料 ▶▶▶

[1]陆林.沈渔邨精神病学[M].6 版.北京:人民卫生出版社,2018.
[2]胡齐,周杰,陈礼刚.脑胶质瘤患者精神障碍的研究进展[J].中国神经精神疾病杂志,2016,42(12):755-756.
[3]张训,秦明筠,饶英华.以精神障碍为首发症状的脑肿瘤患者的临床特点及预后分析[J].中国医

药科学,2020,10(12):39-41.

（蔡文艳 史晓红）

案例3 系统性红斑狼疮所致精神障碍

一、病历资料汇总

1. **一般资料** 朱某某,女,54 岁,后勤职员。

2. **主诉** 食欲减退、情绪低落、间断烦躁 1 月余。

3. **现病史** 1 个月前无明显诱因出现食欲减退,挑食严重,不符合口味便烦躁,全身乏力,情绪低落,不想说话,兴趣减退,记忆力下降,容易忘事,睡眠差,入睡困难、夜间易醒、早醒,日间犯困,大部分时间躺于床上,间断烦躁、坐立不安,偶有悲观想法。至当地医院行头颅 MRI 检查提示:双侧基底节区、胼胝体体部腔隙性脑梗死,轻微脑白质脱髓鞘,双侧前组筛窦、左侧蝶窦炎症,右侧板障型乳突可能,给予"多奈哌齐 5 mg/d、叶酸 5 mg/d",症状无改善。24 d 前至某医院就诊,行头颅+海马 MRI 平扫、MRA 提示:脑白质缺血性脱髓鞘改变,脑内部分陈旧性病灶及灶周胶质增生,局部脑萎缩,海马萎缩,海马区局部少许胶质增生可能,脑 MRA 提示脑动脉硬化、部分段局部狭窄或痉挛、部分段稍迂曲局部膨隆。给予补充 B 族维生素、营养支持、中医治疗(具体不详),上述症状稍缓解。半月前出现间断四肢抖动,持续数小时可自行缓解,伴吞咽动作缓慢甚至吞咽困难,偶有进食后呛咳,进食时食物从嘴里掉落。4 d 前至某医院就诊,行脑电图检查提示轻度异常脑电图,为进一步诊治,收入科。自起病来,患者神志清,精神差,睡眠差,睡眠维持困难,早醒,日间精力下降,食欲明显减退,伴进食困难,体重下降约 4 kg,大小便正常,否认自杀行为,否认持续性情感高涨,否认凭空闻声、见物及敏感多疑,无冲动、伤人、自伤、外跑等行为。

4. **既往史** 20 年前出现疑似"结缔组织病"症状,表现为蹲不下去,未系统诊治,4 个月前于某医院诊断为"干燥综合征",口服"双氯芬酸钠、来氟米特"治疗。6 年前诊断为"甲亢",口服药物治疗,已停药 2 年余。2012 年因"乳腺癌"行左侧乳腺手术治疗及化疗。否认中毒、感染、高热、癫痫史。

5. **个人史** 本科学历,在学校任后勤职员,同事关系融洽。家庭关系和睦。否认化学性物质、放射性物质、毒物接触史,否认吸烟、饮酒史。

6. **婚姻史** 已婚。

7. **月经生育史** 15 岁月经初潮,月经周期规律,无痛经史等。育有 1 男 1 女,均体健。

8. **家族史** 否认两系三代精神障碍疾病史。

9. **体格检查** 神志清,T 36.5 ℃,P 80 次/min,R 15 次/min,BP 120/60 mmHg。心肺腹部查体未见明显异常。四肢活动受限,双肘关节屈曲明显受限,双腕关节活动受限,双膝关节肿胀,压痛阳性。神经系统查体可见颈强直,记忆力下降,余未见阳性体征。

10. **精神检查**

(1)意识:意识清,时间、人物、空间定向力完整。

(2)仪态:衣着整洁、得体,日间大部分时间躺于床上。

(3)面部表情:表情呆板,有愁苦之色。

(4)接触交谈:稍显被动,部分合作,对答切题,言语表达能力弱,少语,部分病史由家属提供。

（5）注意力：涣散。

（6）感知觉：未引出错觉、幻觉及感知觉综合障碍。

（7）思维：思维连贯，无明显联想增快或减慢现象，未引出思维内容、思维形式障碍。

（8）情感：情感反应协调，情绪低落，消极观念，对之前的爱好提不起兴趣来。食物不符合胃口时便烦躁，坐立不安，有时无明显诱因亦可间断出现该表现。

（9）意志行为：自感全身乏力，意志活动减退，白天大部分时间躺于床上。

（10）食欲：食欲减退，挑食严重，不符合口味便烦躁，自发病来体重下降约 4 kg。

（11）睡眠：夜间睡眠时间减少，入睡困难，睡眠维持困难。

（12）智能：短时记忆减退，远期记忆正常。

（13）自知力：存在，有求治意愿。

11. 辅助检查　院前检查如下。

（1）头颅 MRI：双侧基底节区、胼胝体体部腔隙性脑梗死，轻微脑白质脱髓鞘，双侧前组筛窦、左侧蝶窦炎症，右侧板障型乳突可能。

（2）头颅+海马 MRI 平扫、脑血管 MRA：脑白质缺血性脱髓鞘改变，脑内部分陈旧性病灶及灶周胶质增生，局部脑萎缩，海马萎缩，海马区局部少许胶质增生可能，脑 MRA 提示脑动脉硬化、部分段局部狭窄或痉挛、部分段稍迂曲局部膨隆。

（3）普通脑电图：轻度异常脑电图。

二、诊疗过程

（一）初步诊断

①进食障碍原因待查，情感障碍原因待查；②结缔组织病；③干燥综合征；④陈旧性腔隙性脑梗死；⑤脑动脉硬化。

（二）诊疗经过

入院后针对患者情绪低落、烦躁、失眠等症状给予艾司西酞普兰 5 mg/d、丁螺环酮 15 mg/d，逐渐滴定加量至治疗量：艾司西酞普兰 10 mg/d、丁螺环酮 30 mg/d，同时给予阿普唑仑 0.6 mg/d、佐匹克隆 7.5 mg/d、米氮平片 7.5 mg/d。

同时完善入院后辅助检查。

1. 生化检查　白蛋白 31.2 g/L，血红蛋白 94 g/L，C 反应蛋白 17.85 mg/L，D-二聚体 2.57 μg/mL，自身抗体谱抗核抗体 1∶1000 核颗粒型/均质型、抗 U1-nRNP 抗体阳性、抗着丝点抗体阳性、抗核小体抗体阳性，促肾上腺皮质激素（ACTH）水平降低（可能为药源性降低），余肝功能、肾功能、电解质、甲状腺功能、铜蓝蛋白、副肿瘤抗体、皮质醇节律、性激素六项等未见明显异常。

2. 胸部 CT　双肺炎症、左侧胸腔积液、心包积液、左侧肾上腺增粗。

3. 心电图、超声检查　心电图、心脏超声、腹部超声、甲状腺超声、双下肢静脉超声等未见明显异常。

4. 头颅 MRI 平扫　老年性脑改变，脑白质脱髓鞘。

患者住院期间突发间断意识模糊，逐渐出现烦躁，大汗，呼吸急促，听诊双肺满布湿啰音，心率 155 次/min，血压 187/112 mmHg，血氧饱和度 94%，紧急将患者转入 ICU 病房进一步诊治，于 ICU 病房进行腰椎穿刺检查留取脑脊液送检，检验结果回报：脑脊液蛋白 0.73 g/L，余脑脊液化验未见明显异常。进一步完善免疫相关检查可见抗 C1q 抗体阳性。经风湿免疫科会诊，初步诊断为"①系统性红斑狼疮（systemic lupus erythematosus，SLE）；②SLE 所致精神障碍"，给予免疫球蛋白联合激素冲击治疗，同时给予喹硫平 50 mg/d、阿普唑仑 0.6 mg/d 改善患者谵妄状态及助眠治疗。经上述系统治疗后患者意识状态逐渐改善,食欲减退、睡眠障碍等症状明显改善。

三、诊断与诊断依据

(一)诊断

①SLE 所致精神障碍;②结缔组织病;③干燥综合征;④陈旧性腔隙性脑梗死;⑤脑动脉硬化。

(二)诊断依据

1. 患者发病前能正常生活,无明显认知功能下降表现。

2. 发病后出现进食障碍、情感活动异常、睡眠障碍等大脑损害或功能紊乱表现,入院后的辅助检查符合 SLE 诊断标准。

3. 精神综合征的起病与 SLE 的病情进展有时间关系。

4. 精神综合征的临床表现随着 SLE 的治疗缓解而改善。

5. 无证据提示精神综合征由其他原因(如家族史阳性或诱发的应激)所致。

思维引导

SLE 所致精神障碍的临床表现多种多样,包括头痛、情绪障碍、认知障碍、癫痫发作、脑血管病、精神病性症状,还有一些少见的临床表现包括无菌性脑膜炎、脱髓鞘综合征、运动障碍、周围神经系统症状等;另外还有系统性红斑狼疮分类标准(ACR 标准)中未包括的表现,如可逆后部脑病综合征、小纤维神经病变。

当 SLE 患者临床出现疑似精神症状时,应进行正式的神经心理学测试,如蒙特利尔认知评估、认知症状清单和简易智力状态检查量表等。目前尚无法只用一个量表就可以对此类患者进行全面的筛查,因为大多数测试缺乏对轻度认知症状的敏感性,但正式测试仍然是诊断认知障碍的唯一确定方法。

(三)鉴别诊断

1. **抑郁发作**　患者临床表现为心境低落、疲劳感、精力下降、兴趣减退、愉悦感丧失或下降,食欲减退,睡眠障碍,记忆力下降,症状持续存在,病程超过 2 周,故应与抑郁发作相鉴别,但患者食欲减退及进食困难症状较为突出,随病程进展逐渐出现吞咽困难、进食呛咳、四肢震颤等局灶性脑损害症状,发病前无明确不良事件为应激源,体格检查可见颈强直,且院前的脑电图检查提示轻度异常,这些表现均提示患者不符合原发性抑郁障碍的典型表现,故须进一步排除器质性疾病后方可考虑该诊断。

2. **内分泌系统疾病**　如库欣综合征、甲状腺功能减退等内分泌系统疾病均可表现出情感活动异常,甲状腺功能减退可同时出现食欲减退,但患者的其他症状、体征及实验室检查不符合该类疾病的诊断标准,故该病诊断依据不充分。

3. **肝豆状核变性**　患者临床表现为抑郁、失眠、行为异常等精神综合征,伴四肢震颤,故须与该病相鉴别,但该病以儿童、青少年、青年阶段起病较为多见,患者起病年龄较晚,且入院后实验室检查铜蓝蛋白结果阴性,不支持该诊断,故该病暂予以排除。

四、处理原则及护理要点

(一)处理原则

该患者的治疗主要分为 3 部分:病因治疗、支持治疗和对症治疗。

1. 病因治疗　综合患者的临床表现、病情进展及辅助检查结果,考虑引起患者精神综合征的最主要原因是 SLE 的并发症狼疮脑病,故应针对 SLE 给予积极的免疫相关治疗。

2. 支持治疗　患者入院后化验检查发现存在低蛋白血症、贫血,患者因疾病状态导致进食量较少,故给予输注葡萄糖、电解质、维生素、氨基酸、脂肪乳等营养物质给予肠外营养支持治疗,维持水、电解质平衡,加强营养及补充氨基酸等对症处理。并使患者病房内维持安静环境,避免其烦躁情绪的加重。同时患者入院后查 D-二聚体偏高,应考虑到患者发病后有长时间卧床史,需要排除双下肢静脉血栓形成可能。给予完善双下肢静脉超声检查,结果显示未见明显异常,请血管外科医师会诊,该科医生考虑到该患者虽然目前暂未从超声检查中发现静脉血栓形成,但患者长时间卧床,属下肢静脉血栓形成的高危人群,建议患者适当下地活动,卧床时下肢抬高,给予低分子量肝素应用预防下肢静脉血栓形成。

3. 对症治疗　针对患者情绪低落、失眠、烦躁等焦虑、抑郁症状,给予艾司西酞普兰、丁螺环酮、阿普唑仑、佐匹克隆、米氮平片等药物进行系统抗抑郁、抗焦虑、助眠药物治疗。患者住院期间出现意识模糊、间断烦躁等谵妄表现,给予小剂量抗精神病药物及苯二氮䓬类药物(喹硫平 50 mg/d、阿普唑仑 0.6 mg/d)。并与患者家属充分沟通,告知其药物相关风险。

(二)护理要点

该患者存在吞咽困难、吞咽缓慢等吞咽功能障碍表现,因此可能出现呛咳、误吸所致吸入性肺炎,甚至突然误吸所致窒息,患者属于此类问题的高危人群,故需要加强防范,避免意外发生,危及生命安全。该患者少语,接触沟通不佳,因此不可完全依赖患者的描述去判断病情变化,需要严密监测患者生命体征及症状、体征变化,以准确判断病情变化,及时调整治疗方案。部分精神科药物存在镇静作用,应提前告知患者家属相关风险,避免患者在意识模糊状态下进食,导致误吸的发生。

五、思考题

1. SLE 所致精神障碍都有哪些表现?
2. SLE 的神经精神并发症在神经系统查体中可能有哪些阳性体征?
3. SLE 的神经精神并发症的治疗方法有哪些?

六、参考资料

[1]段新旺,何岚,黄慈波,等. 2020 中国系统性红斑狼疮诊疗指南[J].中华内科杂志,2020,59(3):172-185.

[2]张索,刘冬舟.系统性红斑狼疮脑病的研究进展[J].实用医学杂志,2020,36(3):414-419.

[3]陆林.沈渔邨精神病学[M].6 版.北京:人民卫生出版社,2018.

[4]黄立芳,尹超群.心境障碍和甲状腺功能异常相关的研究进展[J].中国全科医学,2016,19(10):1225-1228.

(蔡文艳　史晓红)

第二章 物质使用所致障碍

案例4 酒精使用所致障碍

一、病历资料汇总

1. **一般资料** 患者尚某某,男,38岁,公务员。

2. **主诉** 嗜酒10年,加重3年。

3. **现病史** 10年前开始饮酒,最初多与人聚饮,偶醉酒。近3年饮酒量及饮酒次数逐渐增多,发展为固定饮酒模式,每日饮53度左右白酒250~400 mL,一日饮酒数次,多于中午及晚上饮酒,有藏酒偷饮行为。酒后兴奋、话多、情绪不稳。家人阻止其饮酒则和家人吵架、发脾气。停酒后有烦躁、出虚汗、失眠、手抖等不适症状并伴强烈的饮酒渴求,饮酒后上述症状渐缓解。记忆力下降,感觉脑子反应迟钝。性格改变,变得暴躁,自私,对孩子不管不顾。饮食差,只喝酒不吃饭,夜眠差。严重影响家庭、工作、生活。1年前曾在家人的督促下自行服用中药戒酒,具体不详,效果差,仍继续饮酒,刚开始少量饮酒,藏酒偷饮,尚不影响工作、生活。1个月前,饮酒情况再次加重,仍为既往饮酒模式,每日饮白酒500 mL左右,一日饮酒数次,不去工作。酒后睡觉,睡醒即饮酒。停饮后有烦躁、出虚汗、失眠、手抖等不适并伴强烈的饮酒渴求,饮酒后上述症状渐缓解。并自感全身乏力,夜眠差,饮食差,体重下降5 kg左右。患者多次尝试戒酒均未成功,严重影响家庭、工作、生活。为进一步诊治收入院。末次饮酒时间为10 h前饮白酒量约250 mL。

4. **既往史** 发现"高血压"4年,血压最高达170/110 mmHg,目前服用"氨氯地平片5 mg qm"降压治疗,自诉血压控制尚可。否认昏迷史、输血史。否认结核、肝炎、伤寒等传染性疾病及密切接触史。否认农药及一氧化碳中毒史。否认食物、药物过敏史,预防接种随当地进行;余系统回顾未见明显异常。

5. **个人史** 无特殊。病前性格合群、乐观。

6. **婚育史** 26岁结婚,育有1子,体健。

7. **家族史** 父母体健;兄弟2人,兄体健;其叔叔因长期喝酒致消化道出血去世。

8. **体格检查** T 36.2 ℃, R 20次/min, P 122次/min, BP 122/90 mmHg。双手轻微震颤,心率快,肺部听诊未见明显异常,神经系统检查未见阳性体征。

9. **精神检查**

(1)意识:意识清晰,时间、地点、人物定向完整。

(2)仪态:衣着整洁、得体。

(3)面部表情:稍显烦躁。

(4)接触交谈:合作,问答切题,言语表达流畅,语速适中。

（5）感知觉：未引出错觉、幻觉及感知综合障碍。

（6）思维：思维连贯，未及明显思维内容、属性及逻辑障碍。

（7）情感：情感反应与周围环境相一致。

（8）意志行为：意志要求存在，无明显激越行为，无消极言行。

（9）性欲：下降。

（10）食欲：食欲差，体重下降。

（11）睡眠：失眠，入睡困难。

（12）智能：正常，智力水平与受教育程度相符合。

（13）自知力：存在。

10.辅助检查　入院查胸部 CT 回示：未见明显异常。入院后查头颅 CT 回示：脑萎缩。腹部彩超回示：脂肪肝。肝功能回示：谷丙转氨酶 35 U/L，谷草转氨酶 126 U/L，谷氨酰胺转移酶 282 U/L。电解质回示：血钾 3.25 mmol/L。心电图、血常规、肾功能、血糖、血脂、心肌酶、凝血四项、甲功五项、病毒四项未见明显异常。

二、诊断与诊断依据

（一）诊断

①酒精使用所致障碍；②酒精依赖；③酒精戒断；④高血压；⑤脑萎缩；⑥转氨酶升高；⑦低钾血症；⑧脂肪肝。

（二）诊断依据

1.症状学标准　明确的饮酒史；对酒精的强烈渴求；对饮酒行为的开始、结束及饮酒量难以控制，饮酒时间逐渐延长；停酒或饮酒量减少时出现戒断症状：心慌、手抖、出汗、烦躁、失眠等；知道喝酒有害自己身体健康仍继续喝酒。

2.严重程度标准　社会功能受损，严重影响工作、家庭、生活。

3.病程标准　达到上述严重程度的总病程 3 年。

4.排除标准/鉴别诊断

（1）焦虑障碍：临床表现有烦躁、手抖、出汗等表现，须考虑该诊断，但症状出现在停酒后，为停酒后的戒断症状，而非原发症状，可排除该诊断。

（2）躁狂发作：患者有兴奋话多等症状，故须考虑该诊断，但患者症状是在酒后出现的，与饮酒关系密切，且无思维奔逸、意志活动增强等核心症状，故予以排除。

思维引导 1

依据《国际疾病分类第十一次修订本》（ICD-11），酒精依赖是由反复或持续性饮酒所致的失调节性障碍。核心表现为对酒精的强烈内在驱动力，导致控制使用的能力受损、酒精使用优先于其他活动，以及尽管已经因为饮酒导致伤害或不良后果却仍然持续使用。常伴随主观上对饮酒的强烈渴望。也可出现躯体性依赖，包括对酒精耐受性增强。戒断症状因减少或停止饮酒而出现，需要反复使用酒精或药理学上类似的物质以减轻戒断症状。这些依赖的特征通常明显持续至少 12 个月，但如果酒精使用是持续的（每天或几乎每天），则至少 1 个月即可进行诊断。

依据 ICD-11，酒精戒断是一组临床显著的症状、行为和生理特征，其严重程度和持续时间各不相同，发生于酒精依赖或长期/大量使用酒精的个体停止或减少使用酒精后，是依赖综合征的指征之一。症状表现可包括：自主神经活动增强、患者双手震颤、恶心或呕吐、失眠、焦虑、精神运动性激越，可有短暂的幻视、幻触或幻听，注意力分散。少数情况下可能有痫性发作。戒断状态还可能发展为严重的谵妄，其特征是意识障碍和定向障碍、妄想以及持续时间较长的幻视、幻触或幻听。此时应同时作出酒精所致谵妄的诊断。本病例中患者双手轻微震颤，心率122 次/min，有烦躁、失眠，出现于停酒之后，故酒精戒断状态的诊断也应予以考虑。

三、治疗过程

（一）药物治疗

奥沙西泮替代递减治疗，具体如下。

1. 第 1 天，奥沙西泮片 150 mg/d、葡萄糖注射液 500 mL+维生素 C 注射液 200 mg+维生素 B_6 注射液 100 mg 静脉滴注、维生素 B_1 注射液 300 mg 肌内注射、维生素 B_{12} 注射液 0.5 mg 肌内注射、氯化钾缓释片 3 g/d、双环醇片 150 mg/d、丙戊酸钠缓释片 0.5 g/d、茴拉西坦胶囊 0.6 g/d。双手震颤明显，夜间出虚汗，进食少，药物辅助下夜眠可。

2. 第 2 天，奥沙西泮片 90 mg/d，余同第 1 天。仍有双手震颤，下午 5 点左右患者出现阵发性意识不清，收拾东西要回家，能自主进食。晚上 9 点意识不清加重，行为乱，大喊大叫，双手摸索，出虚汗，凭空看见天花板上有虫子。临时给予地西泮注射液 10 mg 静脉注射后患者仍未入睡，后再次给予地西泮注射液 10 mg 静脉注射，患者后半夜间断睡眠。

3. 第 3 天，增加奥氮平片 5 mg/d 改善睡眠，停氯化钾缓释片，余同第 2 天。患者进食较前增多，复查电解质回示正常，停氯化钾缓释片。晨起该患者意识清，时间、地点、人物定向尚可，不能回忆昨晚的事情。双手震颤较前减轻，夜间出虚汗减轻，但夜间仍有意识不清，双手摸索，行为乱，临时给予地西泮注射液 10 mg 静脉注射后患者仍未入睡，后再次给予地西泮注射液 20 mg 静脉注射，患者后半夜间断睡眠。

4. 第 4 天，奥氮平片增至 10 mg/d 改善睡眠，余同第 3 天。患者进食增多，晨起该患者意识清，双手震颤较前减轻，夜间出虚汗减轻，但夜间仍有意识不清，双手摸索，行为乱，临时予地西泮注射液 20 mg 静脉注射后夜眠可。

5. 第 5 天，奥氮平片增至 15 mg/d，奥沙西泮片减至 60 mg/d，余同第 3 天。患者进食可，晨起意识清，双手轻微震颤，夜间未见明显出虚汗，双下肢感乏力。夜间仍有短暂的意识不清，予氟哌啶醇注射液 5 mg 肌内注射后睡眠可。

6. 第 6 天，奥沙西泮片减量至 30 mg/d，余同第 5 天。患者进食可，晨起该患者意识清，双手轻微震颤，夜间未见明显出虚汗，双下肢乏力感减轻。夜间仍有短暂的意识不清，服药后睡眠可。

7. 第 7 天，奥沙西泮片减量至 15 mg/d，停止静脉输液，余同第 6 天。患者进食可，晨起该患者意识清，双手无明显震颤，夜间未见明显出虚汗，双下肢未诉乏力感。夜间未再出现意识不清，服药后睡眠可。

8. 第 8 天，停用奥沙西泮，余同第 7 天。患者进食可，意识清，双手无明显震颤，夜间未见明显出虚汗，双下肢未诉乏力感。夜间未再出现意识不清，服药后睡眠可。

9. 第 15 天，治疗方案同第 8 天，复查肝指标较前下降。

10. 第 30 天，停维生素 B_1 注射液和维生素 B_{12} 注射液，口服维生素 B_1 片 30 mg/d，余同第 8 天。复查肝指标基本正常，肾功能、血糖、血脂、电解质、心肌酶未见明显异常。心电图回示正常。

11. 第 45 天，出院。院外维持奥氮平片 10 mg/d、丙戊酸钠缓释片 0.5 g/d、茴拉西坦胶囊 0.6 g/d、维生素 B_1 片 30 mg/d。

思维引导 2

　　长期慢性酗酒者往往具有营养不良以及电解质失衡,要进行即刻血液生化检测,包括血镁及血磷水平,因此应首先补充液体、纠正营养及电解质的失衡。对出现酒精戒断综合征的患者,应常规补充不同的多种维生素及维生素 B₁(至少每日 100 mg)。如果患者需要静脉输液,尤其是给予葡萄糖时,一定要先给予 100 mg 维生素 B₁,防止快速使用葡萄糖而诱发韦尼克脑病。

　　由于酒精与苯二氮䓬类药理作用相似,在临床上常用此类药物来控制酒精的戒断症状,根据患者的病史及症状表现,决定患者的治疗剂量。首次足量,逐渐减量,先快后慢。这样不仅可控制戒断症状,而且还能预防可能发生的震颤谵妄、戒断性癫痫发作。常用的有地西泮、劳拉西泮及奥沙西泮。考虑到地西泮慎用于肝功能不全者,故本病例采用奥沙西泮进行替代治疗。在替代治疗之前应注意对患者末次饮酒时间及末次饮酒量的询问,一般来说末次饮酒时间 6~8 h 后可以用苯二氮䓬类药物替代治疗。由于酒依赖者的成瘾素质,用药时间不宜超过 5~7 d,以免发生对苯二氮䓬类的依赖。

(二)心理行为治疗

1. 个体健康教育+每周集体健康教育一次　讲解以下内容:①什么是酒精依赖?其临床表现和治疗方法有哪些?②酒精戒断状态的临床表现有哪些?③饮酒的危害有哪些?

2. 动机增强治疗　①动机晤谈,憧憬停酒后美好的生活。②反馈各种化验检查阳性结果。③帮助分析停酒后的好处及继续饮酒的坏处。④重要人物参与治疗,表达自己的感受及希望。⑤小结以上内容。

3. 预防复发训练　①明确每人的高危情景;②学习应付高危情景的技能;③学习放松和应激处理技能;④思考成瘾活动短期和长期后果;⑤如果发生偶尔复饮,该采取什么行动;⑥通过训练控制行为,学会观察渴求而不是付诸行动;⑦检验自己的生活方式,发展替代性成瘾行为;⑧建立复饮报警系统,及时发现复饮的危险信号。

4. 团体治疗　治疗频率为 1 次/周,1 h/次,治疗者的功能为组织、引导、维持小组。小组技术:保持安全环境,保密,鼓励积极交流,做好联络工作,帮助成员保持在"此时此刻"。小组规则:非评判性接受他人,愿意暴露自我,所有成员参与,尊重隐私,认识小组的重要性,寻求小组支持,尊重他人,愿意接受反馈。

5. 生活技能训练　①如何安全地停酒?②如何应对心瘾发作?③如何管理想喝酒的念头?④怎样有效地拒酒?⑤如何控制不良情绪?⑥问题解决技术。⑦小结以上内容。

四、护理要点与预后

(一)护理要点

1. 给予高热量、高蛋白、高维生素饮食等。恶心、呕吐者保持口腔清洁,并可给予温开水。不能进食者及时给予静脉营养治疗,保持水、电解质平衡。

2. 将患者安排在安静、安全、便于观察的房间内。对震颤、步态不稳的患者,行动有人跟随,严重者绝对卧床,并派专人守护。

3. 医护人员应密切观察患者的戒断症状,照顾生活起居,以防意外发生。

4. 住院期间,采取多种形式的健康教育向患者讲解如何安全地停酒、如何应对心瘾发作、如何管理想喝酒的念头、怎样有效地拒酒、如何控制不良情绪等相关知识,增强患者戒酒动机。

5.出院后,主要有以下几方面需要注意。

(1)谨遵医嘱,按时服药。一般建议至少服药3个月,较合理的是建议服药至少1年。

(2)用药期间避免饮酒或饮用含有酒精的饮料,避免驾车或操作危险机械。

(3)尽量规避饮酒的场合,戒酒后切记"滴酒不沾",不要抱侥幸心理。

(4)合理安排作息时间,努力培养兴趣爱好,转移对酒精的注意力。

(5)与家属达成共识,接受家属的监督及批评。家属应为患者提供必要的帮助和支持。

(6)注意情绪及病情变化,不能借酒消愁,做到及时与家属沟通,采取正确的应对方式。病情变化时及时寻求医生的帮助。

(二)预后

成瘾是一种慢性复发性脑病,复发往往不可避免,受社会文化因素、家庭因素及心理因素等多方面的影响,患者似乎在酗酒—戒酒—再喝酒—酗酒的循环中。

思维引导3

对于患者来说,戒断动机是第一需要的。所有使动机增强的各种措施应该贯穿整个治疗中。在此我们列出了最常用的增强戒酒动机的措施,如下所示。

在自己特别想饮酒时,列举一些减少饮酒的好处(表2-1),以增强戒酒的动机。通过下表您应该明白如果继续酗酒将会发生什么,如果停止饮酒或在低风险水平内饮酒,将会避免发生什么。

表2-1　减少饮酒的预期好处

减少饮酒的好处	选择	减少饮酒的好处	选择
我将可能多活5~10年		我感到抑郁和自杀的可能性会降低6倍	
我会睡得更好		我死于心脏病或肿瘤的可能性会降低	
我会更快乐		我死于火灾或溺水身亡的可能性会大大降低	
我会节省一大笔钱		我会得到他人尊重	
我的人际关系会得到改善		我在警方惹上麻烦的可能性会降低	
我会保持青春更久		我死于肝病的可能性会降低12倍	
我在生活中的收获会更多更大		我死于车祸的可能性会降低3倍	
我会健健康康活到老,大脑也不会早衰		对男性而言:我的性功能可能会提高	
我会将工作做得更好		对女性而言:意外怀孕的概率会降低	
我更容易保持苗条身材		对女性而言:伤害到胎儿的概率会降低	

五、思考题

1.酒精依赖综合征及酒精戒断的表现有哪些?

2.伴有谵妄的酒精戒断状态的诊治原则是什么?

六、参考资料

[1]陆林.沈渔邨精神病学[M].6版.北京:人民卫生出版社,2018.

[2]郝伟.酒精相关障碍的诊断与治疗指南[M].北京：人民卫生出版社,2014.
[3]谢斌.住院医师规范化培训精神科示范案例[M].上海：上海交通大学出版社,2016.
[4]唐宏宇,方贻儒.精神病学[M].2版.北京：人民卫生出版社,2020.

（李文慧　王传升）

案例 5　阿片类使用所致障碍

一、病历资料汇总

1. **一般资料**　患者马某某,男,23 岁,个体户。

2. **主诉**　反复吸食海洛因 2 年。

3. **现病史**　2 年前在朋友聚会时因好奇首次使用海洛因,烫吸食用,具体用量不详,用后自感恶心、呕吐。间断吸食半年后使用次数及使用剂量逐渐增加,最高剂量高达 4～5g/d,每日吸食 3～4 次。吸食后感欣快、全身舒服,如不吸食或少吸食会出现流鼻涕、流眼泪、打哈欠、心慌、胸闷、出冷汗、起鸡皮疙瘩、四肢酸痛、焦虑、烦躁、坐立不安等反应,常常被迫"烫几张"。吸毒致使性格改变,变得孤僻、少语,少与人交流;容易急躁,发脾气;时有情绪低落、精力下降;饮食、睡眠差。严重影响家庭、工作、生活。曾在家人监督下多次自行戒毒,但均未成功。今在家人劝说下来诊。末次吸食时间为 1 小时前,吸食量为 1g。起病后饮食差,夜眠差,大小便无异常,病后体重下降 2kg,病史中无明显的冲动、消极言语及行为。

4. **既往史**　平素体健。否认结核、肝炎、伤寒等传染性疾病及密切接触史。否认农药及一氧化碳中毒史。否认昏迷、抽搐史。否认食物、药物过敏史。预防接种随当地进行。余系统回顾未见明显异常。

5. **个人史**　无特殊。病前性格合群、乐观。

6. **婚姻史**　23 岁结婚,未育。

7. **家族史**　父母体健;姐弟 3 人,两个姐姐均体健。

8. **体格检查**　意识清,生命体征平稳,心肺听诊未见明显异常,神经系统检查未见阳性体征。

9 **精神检查**

(1)意识:意识清晰,时间、地点、人物定向完整。
(2)仪态:衣着整洁、得体。
(3)面部表情:显烦躁。
(4)接触交谈:合作,问答切题,言语表达流畅,语速适中。
(5)感知觉:未引出错觉、幻觉及感知综合障碍。
(6)思维:思维连贯,未及明显思维内容、属性及逻辑障碍。
(7)情感:情绪稍显低落,情感反应与周围环境相一致。
(8)意志行为:自感精力有所下降。意志要求存在,无明显激越行为,无消极言行。
(9)性欲:减退。
(10)食欲:食欲差,体重下降。
(11)睡眠:失眠,入睡困难。
(12)智能:正常,智力水平与受教育程度相符合。

（13）自知力：存在。

10.辅助检查　入院后查头颅CT、胸部CT、脑电图回示正常。心电图、血常规、肝功能、肾功能、血糖、血脂、电解质、心肌酶、凝血四项、甲功五项、病毒四项未见明显异常。尿毒品吗啡阳性。

二、诊断与诊断依据

（一）诊断

①阿片类使用所致障碍；②阿片类物质依赖。

（二）诊断依据

1.症状学标准　对海洛因的使用有强烈渴望；常不能控制使用海洛因行为的开始、结束及使用剂量；停止后出现戒断反应：流鼻涕、流眼泪、打哈欠、心慌、胸闷、出冷汗、起鸡皮疙瘩、四肢酸痛、焦虑、烦躁、坐立不安等。

2.严重程度标准　社会功能受损，严重影响工作、家庭、生活。

3.病程标准　2年。

4.排除标准/鉴别诊断

（1）焦虑障碍：患者既往存在心慌、胸闷、烦躁等症状，故须考虑该诊断，但上述症状均出现在戒断后，使用海洛因后即可缓解，故可排除该诊断。

（2）抑郁发作：患者情绪稍显低落、食欲差、体重下降等症状，故须考虑该诊断，但患者是在长期大量使用海洛因后继发出现的，故予以排除。

思维引导1

阿片类物质依赖的诊断标准（ICD-11）：表现为对阿片类物质的强烈的内在驱动力，导致控制使用的能力受损、阿片类的使用优先于其他活动，以及尽管已经因为使用导致伤害或不良后果却仍然持续使用。常伴随主观上对使用的强烈渴望或渴求。也可出现躯体性依赖，包括对阿片类耐受性增强、因减少或停止使用而出现戒断症状或需要反复使用阿片类或药理学相似的物质以减轻戒断症状。这些依赖的特征通常明显持续至少12个月，但如果阿片类使用是持续的（每天或几乎每天），则至少1个月即可进行诊断。

阿片类物质戒断指停止或减少使用阿片类物质或使用拮抗剂后所出现的特殊的、令人痛苦的心理和生理症状群。典型阿片类戒断状态包括主观症状和客观体征。①主观症状：可表现为恶心、肌肉疼痛、骨痛、腹痛、不安、食欲差、疲乏、喷嚏、发冷、发热、渴求药物等。②客观体征：可见血压升高、脉搏和呼吸加快、体温升高、多汗、鸡皮征、瞳孔扩大、流涕、淌泪、震颤、呕吐、腹泻、失眠、男性自发泄精、女性出现性兴奋等。阿片类戒断症状的程度和持续时间依所使用的物质、剂量、半衰期、停药方式和使用拮抗剂的不同而不同。短效类药物（如吗啡、海洛因）戒断症状一般在停药后8～12 h出现，极期在48～72 h，持续7～10 d；长效类药物（如美沙酮）戒断症状出现在停药后1～3 d，性质与短效类药物相似，极期在3～8 d，症状可持续数周。本病例中，患者目前使用海洛因时间短，未出现明显的戒断症状，故未作出戒断状态的诊断，阿片类物质戒断是依赖综合征的指征之一，若戒断症状是就诊的原因或严重到足以引起医疗上的重视，则戒断状态应作为主要诊断。

三、治疗过程 »»

(一)美沙酮替代递减治疗

40 mg/d起始,在2~3周逐渐减少乃至停止用药。

1. 第1天,美沙酮40 mg。

2. 第2天,美沙酮40 mg,患者有全身不舒服、烦躁、乏力、食欲及夜眠差。

3. 第3天,美沙酮40 mg,患者有全身不舒服、烦躁、乏力、食欲及夜眠差。

4. 第4天,美沙酮32 mg,患者全身不舒服、烦躁、乏力有所减轻,能适当下床,食欲差,进食量少,夜眠在药物辅助下尚可。

5. 第5天,美沙酮26 mg。

6. 第6天,美沙酮20 mg,患者全身不舒服、烦躁、乏力减轻,能下床走动,食欲有所改善,进食量增加,夜眠在药物辅助下尚可。

7. 第7天,美沙酮16 mg。

8. 第8天,美沙酮12 mg,患者全身不舒服、烦躁、乏力明显减轻,可下床走动,食欲改善,夜眠在药物辅助下尚可。

9. 第9天,美沙酮9 mg。

10. 第10天,美沙酮7 mg,患者偶有全身不舒服、烦躁,乏力感基本消失,可下床走动,食欲改善,夜眠在药物辅助下可。

11. 第11天,美沙酮5 mg。

12. 第12天,美沙酮4 mg。

13. 第13天,美沙酮3 mg。

14. 第14天,美沙酮2 mg,患者全身不舒服、烦躁、乏力等症状基本消失,食欲可,夜眠在药物辅助下可,情绪基本稳定。

15. 第15天,美沙酮1 mg。

16. 第16天,停用美沙酮。

(二)抑郁症状的治疗

舍曲林50 mg/d,维持治疗。

(三)对症处理戒断时出现的症状

如患者出现入睡困难,给予劳拉西泮对症处理。

(四)心理行为治疗

1. **动机强化治疗** 帮助阿片类物质使用障碍者认识自己的问题,制订治疗计划并帮助其坚持治疗,有助于提高戒毒治疗的成功率。

2. **认知疗法** 改变阿片类物质使用障碍者的不良认知方式,帮助其正确应对急、慢性药物渴求,强化患者的不吸毒行为,预防复吸。

3. **预防复吸治疗** 帮助阿片类物质使用障碍者提高自我效能与应对复吸高危情景的能力,识别诱发药物渴求、复吸的心理及环境因素,找出有效应对的方法,降低复吸率。

4. **行为治疗** 通过各种行为治疗技术强化不吸毒行为及其他健康行为,降低复吸的可能性。

5. **集体治疗** 通过交流发现阿片类物质使用障碍者之间的共同问题,增进患者间的交流和理解,制订出切实可行的治疗方案。也可使患者在治疗期间相互监督、相互支持,增进其与医师间的接触,有助于预防复吸、促进康复。

6.家庭治疗　通过改善阿片类物质使用障碍者的人际关系,特别是与其家庭成员间的关系,促进家庭成员间的感情交流,提高治疗支持程度。

思维引导2

脱毒治疗是指通过躯体治疗减轻戒断症状,预防由于突然停药所引起的躯体健康问题的过程,是阿片类物质使用障碍治疗的第一步。可分为替代治疗与非替代治疗,两者可结合使用。

1.替代治疗:替代治疗的理论基础是利用与阿片类物质有相似药理作用的其他药物替代原使用物质,以减轻戒断症状的严重程度,使患者能够较好地耐受,然后在14~21 d内将替代药物逐渐减少至停止使用。目前常用的替代药物为美沙酮和丁丙诺啡。

(1)美沙酮替代治疗:美沙酮是脱毒治疗的常用药物。前3 d足剂量替代,以后逐渐减量,先快后慢,2~3周逐渐减完。美沙酮初始剂量为20~40 mg/d,原则上不超过60 mg/d口服。

(2)丁丙诺啡替代治疗:根据患者对阿片类物质依赖的程度,在末次使用阿片类物质至少6 h以上出现早期戒断症状时开始首次给予丁丙诺啡舌下含服,舌下含服不少于5 min,含服期间不可吞咽以保证药物被口腔黏膜充分吸收。用药期间慎用镇静催眠药,严禁酗酒。

2.非替代治疗　非替代治疗是指应用α_2受体激动剂来减轻阿片类物质依赖戒断症状的过程。主要治疗药物为可乐定和洛非西定,适用于轻中度阿片类物质使用障碍的患者。

(1)可乐定、洛非西定:根据患者年龄、体重、健康状况、药物滥用史、戒断症状的程度确定可乐定和洛非西定的用法与剂量。长期使用后突然停药可出现反跳性血压升高、头痛、恶心、唾液增多、手指颤动等症状,故使用时间不应超过2周。

(2)中药:如益安回生口服液、济泰片、安君宁等适用于轻、中度阿片类物质使用障碍的患者。

(3)其他脱毒治疗:针灸和电针对治疗阿片类物质使用障碍也有一定的疗效。镇静催眠药等能够缓解焦虑、改善睡眠状况等,可作为辅助治疗药物。

四、护理要点与预后

(一)护理要点

1.注意观察患者在院期间的饮食情况,监测电解质水平。

2.医护人员应密切观察患者的戒断症状,同时密切观察有无美沙酮过量的情况,照顾生活,以防意外发生。

3.在治疗的过程中应注意患者情绪的变化,必要时及时调整治疗方案。

4.住院期间,医护人员应向患者及家属普及相关的知识,最大限度地获取家人的支持,共同帮助患者提高依从性,提高治疗效果。

5.出院后,主要有以下几方面需要注意。

(1)脱离毒品的环境及"毒友"。

(2)积极调整心态,克服身体、心理上毒瘾的同时,克服心灵上的自卑。

(3)充实自我,重塑自我。

(4)饮食清淡,作息规律,适当锻炼。

(5)按出院时医生的指导用药,不可随意增减药物或停药。

（6）尽量保持情绪的平稳,注意自身的情绪管理,杜绝因情绪问题而复发。

（二）预后

物质依赖的康复是一个长期的过程,受治疗依从性和社会家庭支持等多方面因素的影响,通常需要经历多次治疗,与其他慢性疾病一样,在治疗期间甚至成功戒断成瘾药物较长时间之后都有可能复吸。

思维引导3

完整的成瘾治疗应该包括急性脱毒、康复、预防复发与回归社会三个阶段。脱毒治疗只是治疗的第一阶段。戒毒后复吸的原因非常复杂,许多生理、心理、社会因素会导致戒毒者的复吸。在此我们总结了可能导致复吸的影响因素及相关的建议。

（1）心理渴求:戒毒后很长一段时间内心对使用毒品仍具有强烈的渴求感,难以克制,这种渴求感会驱使吸毒者寻求用药。另外,吸毒相关环境刺激可激发药物依赖者出现强烈的药物渴求而导致复吸。因此,应脱离毒品的环境及"毒友"。

（2）文化素质与人格因素:文化程度低、失业等因素与复吸有着明显的关系。

（3）戒毒动机:戒毒康复是一个需要意志活动参与的过程,如何加强与维持戒毒者的动机和决心,是许多专业人员努力的目标。因此,应树立戒毒的决心。

（4）情绪状态:有研究发现,药物依赖者中抑郁症的现患率及终身患病率均高于一般人群,未达到临床诊断的情绪障碍者更多。因此,应有针对性地进行药物治疗或社会心理干预。

（5）生理因素:稽延性生理戒断反应,即戒毒后,一些生理遗留症状还存在(睡眠不好、精神状态不佳等),很容易复吸。这种情况下,家人应该一起努力,守护在患者身旁,帮患者渡过这一难关。

五、思考题

1.阿片类物质成瘾的症状是什么?

2.如何鉴别焦虑障碍与戒断症状?

3.美沙酮过量时的表现有哪些?

六、参考资料

[1]陆林.沈渔邨精神病学[M].6版.北京:人民卫生出版社,2018.

[2]谢斌.住院医师规范化培训精神科示范案例[M].上海:上海交通大学出版社,2016.

[3]世界卫生组织.ICD-10精神与行为障碍分类临床描述与诊断要点[M].范肖东,汪向东,于欣,等译.北京:人民卫生出版社,1993.

[4]唐宏宇,方贻儒.精神病学[M].2版.北京:人民卫生出版社,2020.

（李文慧　王传升）

案例6　兴奋剂(苯丙胺类)使用所致障碍

一、病历资料汇总

1. **一般资料**　王某某,女性,22岁,未婚,无业。

2. **主诉**　反复吸食冰毒2年,凭空闻声、多疑3d。

3. **现病史**　2年前患者在朋友的唆使下开始吸食冰毒,起初为娱乐性吸食,每周吸食1次,每次1~2g,吸食后感兴奋、思维敏捷、精力充沛。后来使用次数及使用剂量逐渐增加,并逐渐发展为每天都吸食,每次加量至3~4g。减少或停用后出现烦躁不安、全身无力、失眠等不适,伴有强烈的复吸欲望,再次复吸后上述症状消失,严重影响正常生活、工作。情绪不稳定,容易急躁,常因为一点小事就发脾气。进食不规律,体重较前明显减轻,夜眠差。3d前患者突然出现敏感多疑,认为周围的人都议论她、针对她,觉得自己的想法别人都知道了,感觉有人在跟踪她、监视她,要害她,不愿出门,把自己锁在房间里,把窗帘都拉得严严实实。诉听到外面有敲门的声音,紧张、害怕,坐立不安,家人觉其反常,强行将其带来就诊。末次使用时间为入院前4h,使用剂量3~4g。

4. **既往史**　既往体健。否认传染性疾病史及密切接触史;否认头颅外伤及重大手术史;否认昏迷史、输血史;否认农药及一氧化碳中毒史;否认食物、药物过敏史;预防接种随当地进行。

5. **个人史**　无特殊,病前性格外向、乐观合群。

6. **婚育史**　未婚。

7. **月经生育史**　12岁初潮,月经周期规律,痛经,需服用布洛芬缓释胶囊止痛,量正常,颜色正常。未育。

8. **家族史**　父母体健;兄妹2人,兄体健。余父母二系三代无类似及相关疾病史。否认癫痫、癔症、精神发育迟滞史。否认特殊性格史。否认自杀、自伤史。否认有其他与遗传明显相关疾病史。家庭经济条件好,关系和睦,父母非近亲婚配。

9. **体格检查**　神志清,T 36.9 ℃,P 84次/min,R 18次/min,BP 138/86 mmHg,心、肺、腹及神经系统检查未见明显异常。

10. **精神检查**

(1)意识:意识清晰,时间、地点、人物、自我定向完整。

(2)仪态:衣着整洁、得体,外貌与年龄相符。

(3)面部表情:稍显紧张不安。

(4)接触交谈:合作,问答切题,言语表达流畅,语速适中。

(5)感知觉:存在幻听,诉听到外面有敲门的声音。

(6)思维:思维连贯,存在明显的关系妄想、被害妄想,觉得周围的人都议论她、针对她,觉得有人要害她,存在内心被洞悉感、被跟踪感及被监视感,觉得自己的想法别人都知道了,感觉有人在跟踪她、监视她。

(7)情感:情绪显焦虑、坐立不安。情感反应欠协调。

(8)注意力、记忆力、智能:注意力能集中,记忆力稍减退,智能正常。

(9)意志行为:意志活动尚可,无明显激越行为,无消极言行。

(10)自知力:部分存在。

11. **辅助检查**　心电图、脑电图、血常规、肝功能、肾功能、血糖、血脂、电解质、心肌酶、甲功五项等均未见明显异常。头颅CT、胸部CT检查结果回示未见明显异常。尿毒品检测结果回示:甲基苯丙胺阳性。

二、诊断与诊断依据

(一)诊断
①兴奋剂(苯丙胺类)使用所致障碍;②兴奋剂(苯丙胺类)依赖。

(二)诊断依据
1. 症状学标准　有明确的甲基苯丙胺使用史;对甲基苯丙胺的使用具有强烈意愿;对甲基苯丙胺使用行为的开始、结束及剂量难以控制;减少或停止甲基苯丙胺后出现戒断症状;耐受性逐渐增加;在甲基苯丙胺使用期间出现精神病性症状。

2. 严重程度标准　社会功能受损,严重影响工作、家庭、生活。

3. 病程标准　2年。

4. 排除标准/鉴别诊断

(1)急性而短暂的精神病性障碍:患者存在明显的幻听、关系妄想、被害妄想、内心被洞悉感、被跟踪感及被监视感等精神病性症状,但患者在上述症状出现前有明确的甲基苯丙胺使用史,精神症状的出现和物质使用有着时间上的先后关系,故可排除该诊断。

(2)心境障碍:患者存在兴奋、思维敏捷、精力充沛等类躁狂症状,戒断后出现情绪低、烦躁不安、乏力等症状,但患者上述症状的出现与物质使用的关系密切,故可排除该诊断。

思维引导1

一般而言,物质滥用的诊断需要尽可能获得详细的物质使用情况,在进行体格检查和精神检查时,需要了解患者的一般情况(营养状况、体重、有无中毒或戒断症状),生命体征,有无注射痕迹,有无幻觉、妄想、抑郁等精神症状。此外,尿毒品检测和毛发检测也是物质滥用的客观依据,有助于诊断和鉴别诊断。

根据ICD-11的诊断标准,苯丙胺类兴奋剂依赖是由反复或持续性使用苯丙胺类兴奋剂所致的使用失调节性障碍。表现为对苯丙胺类兴奋剂的强烈的内在驱动力,导致控制使用的能力受损、兴奋剂的使用优先于其他活动及尽管已经因为使用导致伤害或不良后果仍然持续使用。常伴随主观上对兴奋剂使用的强烈渴望或渴求。也可出现躯体性依赖,包括对苯丙胺类兴奋剂耐受性增强、因减少或停止使用而出现戒断症状,或需要反复使用苯丙胺类兴奋剂或药理学相似的物质以减轻戒断症状。这些依赖的特征通常明显持续至少12个月,但如果苯丙胺类兴奋剂使用是持续的(每天或几乎每天),则至少1个月即可进行诊断。短时间内大剂量使用苯丙胺类兴奋剂可导致急性中毒,出现不同程度的中枢神经系统和交感神经系统过度兴奋的表现。长期使用苯丙胺类兴奋剂可导致慢性中毒,可表现为体重减轻、营养不良、较多躯体不适;肌腱反射增高、运动困难和步态不稳、注意力、记忆力减退,严重者甚至出现痴呆症状;感觉障碍、幻觉和错觉、妄想、情绪极度不稳、慢性睡眠问题等,严重者症状表现与偏执型精神分裂症相似,但症状一般不超过半年。

三、治疗过程

（一）药物治疗

1. 第1周，奥氮平片从5 mg/d起始，逐渐加量至15 mg/d，给予劳拉西泮片2 mg/d，吡拉西坦片2.4 g/d。患者睡眠改善，幻听较前减少，妄想等症状改善不明显。

2. 第2周，奥氮平片加量至20 mg/d，劳拉西泮片减量至1 mg/d，吡拉西坦片2.4 g/d维持不变。患者饮食较前改善，幻听进一步减少，妄想、被跟踪感、被监视感等症状改善仍不明显。

3. 第3~4周，奥氮平片20 mg/d、吡拉西坦片2.4 g/d均维持不变，停用劳拉西泮片。幻听逐渐消失，妄想、被跟踪感、被监视感等症状动摇。患者自诉食欲较好，担心体重增加，遵医嘱调整饮食结构。

4. 第5~7周，奥氮平片20 mg/d、吡拉西坦片2.4 g/d均维持不变，妄想、被跟踪感、被监视感等精神病性症状均逐渐消失。患者自诉体重较前有所增加，体重增加在可接受范围，嘱进行适量的体育锻炼。

5. 第8周，患者病情稳定，办理出院手续。同时院外遵医嘱奥氮平片逐渐减停，与此同时，停用吡拉西坦片。

思维引导2

目前尚无推荐的针对躯体戒断症状的替代药物可用于苯丙胺类兴奋剂的脱毒治疗，大多患者经休息、营养补充在1周内可自行恢复。

急性中毒时须采取积极对症治疗措施：①将患者置于安静的环境，减少刺激。②严密监测生命体征，维持呼吸、循环稳定，维持水电解质平衡，必要时给氧。③鼓励多饮水，如口服滥用药物时间不超过4 h可行洗胃、催吐。④酸化尿液以加快苯丙胺类药物的排泄，予氯化铵0.5 g口服，每3~4 h重复1次，使尿液pH值控制在6.6以下。如果吸毒人员有高热、出汗、代谢性酸中毒，则不宜酸化尿液。⑤可采用物理降温方法降低体温。⑥若患者出现惊厥，则缓慢静脉注射苯二氮䓬类药物，如地西泮10~20 mg/次，必要时15 min重复1次。静脉注射地西泮可导致喉痉挛或呼吸抑制，应做好气管插管准备。⑦如出现严重高血压应警惕颅内出血，给予紧急处理，可使用酚妥拉明2~5 mg缓慢静脉注射。⑧兴奋激越、行为紊乱，可使用多巴胺受体阻滞剂如氟哌啶醇2.5~10 mg肌内注射，亦可用苯二氮䓬类如地西泮10~20 mg缓慢静脉注射。如出现锥体外系反应可使用抗胆碱类药物，如氢溴酸东莨菪碱0.3~0.5 mg肌内注射。必要时可采取保护性约束。⑨谵妄：可用氟哌啶醇控制兴奋、激越、幻觉、妄想等症状，剂量不宜太大，以免加重意识障碍。⑩中毒程度极重者可采用腹膜透析或血液透析。

（二）心理行为治疗

心理行为治疗主要针对患者的心理依赖及其他心理行为问题，是一个长期的过程。心理行为治疗在物质使用障碍的治疗中起到重要的作用，可以综合性开展各种心理治疗促进其心理康复，预防复吸。

1. **个体健康教育** ①什么是苯丙胺类药物依赖？其临床表现和治疗方法有哪些？②苯丙胺类药物使用的危害有哪些？

2. **动机强化治疗** ①帮助患者认识自己的问题；②动机晤谈，憧憬停止物质使用后美好的生活；③制订治疗计划并帮助患者坚持治疗。

3.认知疗法 改变患者的不良认知方式,帮助患者应对急、慢性药物渴求,强化患者的不吸毒行为,预防复吸。

4.行为治疗 通过各种行为治疗技术强化不吸毒行为及其他健康行为,帮助建立积极的生活方式,降低复吸的可能性。

5.预防复吸治疗 帮助患者提高自我效能与应对复吸高危情景的能力,识别诱发渴求、复吸的心理及环境因素,找出有效的应对方法,降低复吸率。

6.集体治疗 通过交流发现吸毒者之间存在的共同问题,增进患者间的交流和理解,在治疗期间监督彼此的行为,制订切实可行的治疗方案,促进患者与医师保持接触,有助于预防复吸、促进康复。

7.家庭治疗 通过改善患者与其家人、朋友的关系,促进家庭成员间的感情交流,提高治疗支持程度,降低复吸的可能。

思维引导3

对于苯丙胺类兴奋剂依赖的患者,应根据个体化评估结果及其自身与家庭社会资源确定治疗目标。治疗的主要目标包括以下几个方面:①控制或停止使用苯丙胺类兴奋剂;②防止、减少复发;③改善躯体与精神健康;④改善家庭及社会功能,促进回归社会;⑤减少相关危害。

完整的治疗应当包括急性脱毒、康复、预防复发与回归社会三个阶段。不论患者处于何种治疗阶段及治疗环境,采用何种治疗模式,治疗均包括以下核心内容:治疗评估、治疗计划及包含三种基本干预方法即药物治疗、心理行为治疗和社会干预的综合治疗措施等。

四、护理要点与预后

(一)护理要点

1.将患者置于安静的环境,减少环境刺激,给予充分安慰、支持。

2.患者在外进食不规律,体重出现明显下降,应注意观察患者在院期间的饮食情况,监测电解质水平,必要时应及时静脉补充,维持水、电解质平衡。

3.患者在戒断期间可能会出现烦躁不安、失眠等症状,医护人员应密切观察患者的戒断症状,及时给予相应的对症处理。

4.患者在幻觉、妄想等精神病性症状的支配下,存在自杀自伤或伤害他人的危险,住院时医护人员须多加关注,以防冲动行为导致意外发生。

(二)预后

戒毒者的预后,通常来说是一个长期的预后过程。一般短期的效果相对较好,但从长期预后来看,复吸率很高。预防戒毒人员复吸是整个禁毒工作中最为艰巨的环节,很多吸毒者在坚持一段时间戒毒后因各种各样的原因复吸。

思维引导4

吸毒者戒毒后是否复吸取决于以下多种因素:①个体的戒除决心及动机;②脱毒治疗效果的好坏;③稽延性戒断症状;④危险因素的多少;⑤社会、家庭等因素影响的强弱。

针对吸毒者复吸的多种因素,需要建议患者做到以下几点:①改变错误的认知,树立戒毒的决心和信心;②完成全阶段的脱毒治疗;③脱离毒品环境及"毒友";④建立健康的生活模式,充实自己,控制"心瘾";⑤正确处理精神及社会压力,正确应对不良的情绪状态;⑥争取家庭、社会的支持和医生的帮助。

五、思考题 »»»

1. 苯丙胺类药物依赖的临床表现有哪些?
2. 苯丙胺类药物急性中毒时的表现及处理有哪些?

六、参考资料 »»»

[1]陆林.沈渔邨精神病学[M].6 版.北京:人民卫生出版社,2018.

[2]谢斌.住院医师规范化培训精神科示范案例[M].上海:上海交通大学出版社,2016.

[3]李凌江,陆林.精神病学[M].3 版.北京:人民卫生出版社,2020.

[4]郝伟,陆林.精神病学[M].8 版.北京:人民卫生出版社,2018.

[5]唐宏宇,方贻儒.精神病学[M].2 版.北京:人民卫生出版社,2020.

（李文慧　王传升）

第三章 精神分裂症

案例 7 精神分裂症,持续发作,急性期

一、病历资料汇总

1. 一般资料 患者张某某,男,24岁,待业。

2. 主诉 被动懒散1年余。

3. 现病史 1年余前无明显诱因渐出现被动懒散,经常在宿舍躺着不去上课,有时甚至期末考试缺考,勉强大学毕业后就整天在家躺着不去找工作,家人帮忙介绍的工作也干几天就因为各种原因不干了,大部分时间赋闲在家;不出门,也不愿与人交流,亲戚介绍对象也不去见;逐渐出现吃饭、个人卫生均需要家人督促,甚至督促了也不愿去做;偶有怪异行为,吐唾沫、挥舞手臂,持续一会能自行缓解,可被打断;不知道关心家人。家人曾多次尝试带患者至医院就诊,患者均拒绝,家属代替患者就医,并自行购买"利培酮口服液"给患者服用5 d,现剂量"3 mL/d",症状缓解不明显。为求进一步诊治前来就诊,门诊以"精神分裂症"收住。自发病来,食欲、睡眠均差,大小便基本正常。

4. 既往史 否认高血压、心脏病病史;否认糖尿病、脑血管疾病病史;否认肝炎、结核等传染病史;预防接种随社会进行;无手术、外伤、输血史;无食物、药物过敏史。

5. 个人史 生于并久居当地,无疫区、疫情、疫水接触史;无牧区、矿区、高氟区、低碘区居住史;无化学性物质、放射性物质、有毒物质接触史;无吸毒史,无饮酒史;否认冶游史。吸烟7年,每天1包,未戒烟。病前性格内向、爱较真。

6. 婚育史 未婚未育。

7. 家族史 父母体健;独子。否认二系三代内有类似疾病和精神疾病史。

8. 体格检查 生命体征平稳,皮肤黏膜无黄染,全身浅表淋巴结未触及肿大,心、肺听诊未闻及异常,肝脾肋缘下未触及,腹部无压痛、反跳痛,神经系统生理反射存在,病理征未引出。

9. 精神检查

(1)意识:意识清晰,时间、地点、人物定向完整。

(2)仪态:衣着脏乱、不修边幅。

(3)面部表情:表情木讷、呆滞。

(4)接触交谈:接触被动,问答切题,问话少答甚至不答,言语表达欠流畅,语速缓慢,经常需要反复询问或思考很久才能回答。

(5)感知觉:未引出明显的感、知觉异常及感知综合障碍。

(6)思维:思维贫乏,觉得脑子空空,想事情特别费劲。未引出妄想。

(7)情感:情感反应淡漠。

（8）意志行为：意志活动缺乏，无明显激越行为。存在吐唾沫、挥舞手臂等怪异行为。

（9）食欲：食欲一般，体重无明显下降。

（10）睡眠：昼夜颠倒，白天睡得多，夜间入睡困难，经常打游戏度过。

（11）智能：与受教育程度相符合。

（12）自知力：不存在。

10. 辅助检查 门诊行血常规、肝功能、肾功能等检查均未见明显异常。

二、诊断与诊断依据

（一）诊断

精神分裂症，持续发作，急性期（ICD-11）/单纯型精神分裂症（ICD-10）。

（二）诊断依据

1. 症状学标准 符合精神分裂症的诊断标准。并且以被动、退缩、思维贫乏、情感反应平淡为主要表现，存在怪异动作，意志活动缺乏。

2. 严重程度标准 社会功能受损，患者对自身疾病无认识，自知力缺如。

3. 病程标准 达到上述严重程度的总病程已有 1 年余。

4. 排除标准/鉴别诊断

（1）抑郁发作：在情感方面，单纯型精神分裂症患者和抑郁症患者均可呈现没有喜怒哀乐的状态，但他们的本质是不同的；前者是没有情感体验，而后者的体验是心情不好。在思维方面，两者都是反应比较慢；但抑郁症患者只要给予足够的时间一般仍有反应，只是反应慢，而单纯型精神分裂患者则可能无反应，自觉脑子空空。在行为方面，两类患者均不爱动、不爱跟人交流，但二者内心感受不一样；精神分裂症是意志活动缺乏，而抑郁症是由于心情不好。

（2）人格障碍：某些精神分裂症患者以假性病态人格的表现为其早期症状，特别是青少年时期起病，且病程进展缓慢者，容易误诊为人格障碍。鉴别要点是人格障碍是自小而来的连续过程，并非发作性。精神分裂症缓解不全可遗留人格缺陷。如缺乏既往精神病史则区别往往比较困难，可结合既往个性特征以及家族史等诊断。

思维引导

精神分裂症的鉴别诊断首先要排除继发性精神障碍，如继发于脑器质性疾病、躯体疾病及药物和精神活性物质的使用等。

脑器质性疾病和躯体疾病所致的精神障碍，患者往往同时伴有意识障碍，症状波动性较大，有昼轻夜重的变化规律，幻觉多为恐怖性幻视。同时精神病性症状与原发疾病有密切的关系，精神病性症状往往随着原发病的消长而变化。此外，原发疾病往往有确切的临床体征及实验室证据。

药物和精神活性物质使用所致的精神障碍，患者精神病性症状的出现与药物/物质的使用有时间上的先后关系，且不同药物/物质出现的症状也各不相同。

三、治疗过程

1. 因患者已经服用利培酮口服液治疗，且拒绝服药，故暂时继续给予利培酮口服液。

2. 第 1～2 周，利培酮口服液逐渐加量至 4 mg/d，同时给予阿普唑仑 0.4 mg 辅助改善入睡困难。

患者睡眠改善,查房时问答较配合,怪异行为较前减少;仍较懒散,进食、个人卫生需要家人督促,不配合服药。

3. 第3~4周,利培酮口服液加量至5 mg/d,维持此剂量不变,中间出现锥体外系反应,给予盐酸苯海索4 mg/d对症处理。患者睡眠较好,白天能在家属督促下下床活动;怪异行为较前明显减少,仍被动懒散,对未来没有打算,但进食、个人卫生逐渐能主动完成;劝说下能服药,故改为利培酮片5 mg/d。其间出院。

4. 第5~8周,利培酮片5 mg/d、盐酸苯海索4 mg/d均维持不变,患者睡眠改善停用阿普唑仑。自觉脑子空空较前缓解,几乎未再出现怪异行为;仍较被动懒散,对未来没有打算,大多数时间在家躺着,进食、个人卫生可主动料理。承认自己之前不对劲,可能是生病了,愿意配合服药。

5. 第3~5月,利培酮片5 mg/d、盐酸苯海索4 mg/d继续维持不变。患者病情稳定,仍稍被动,能在家属督促下外出活动;说准备出去找工作。承认药物治疗有效,自知力开始逐渐恢复。

6. 第6~7月,患者常规复查,发现催乳素检查回示:188 ng/mL,明显超出正常范围,考虑为利培酮片的不良反应,给予合并应用阿立哌唑,初始剂量为5 mg/d,1周内加量至10 mg/d,利培酮片减量至4 mg/d。1个月后再次行催乳素检查结果恢复正常。暂维持现治疗不变。其间患者病情稳定。

7. 第8~12月,利培酮片4 mg/d、阿立哌唑片10 mg/d、盐酸苯海索4 mg/d继续维持不变。患者病情稳定,已跟随家人外出工作,可以完成工作。

8. 第13月~至今(16个月),继续维持上述剂量不变,并复查性激素、血常规、心电图、肝功能,均未见明显异常。患者病情持续稳定,社会关系良好,无明显药物不良反应。

四、护理要点与预后

(一)护理要点

1. 患者不承认自己有病,对自身精神疾病无自知力,拒绝服药治疗。治疗初期需要患者家属和医护人员积极配合,保证患者药物按量服用,以保证疗效。

2. 患者核心症状为意志活动缺乏,需要医护人员多督促患者参与日常活动,并组织患者参与工娱治疗、团体治疗等帮助患者改善意志活动缺乏的症状。

3. 患者存在怪异行为,需要对家属进行宣教,告知其如何对待患者的怪异行为,避免强化;同时观察患者出现怪异行为次数、持续时间等;还需要观察药物疗效,反馈给医护人员。

4. 住院期间,医护人员应与家属、患者建立良好的治疗联盟,使患者及家属建立长期药物维持治疗的理念,达成长期药物治疗是病情稳定基础的共识。

5. 出院后,家属主要负责患者的护理工作,主要有以下几方面需要注意。

(1)督促患者养成按时服药、定期复查的习惯。

(2)督促患者养成良好生活习惯,早睡早起,适当运动,营养均衡。

(3)告知患者禁忌事项,不饮酒、抽烟,不喝咖啡、浓茶水、可乐等可能影响药物疗效的饮品,不从事高危作业或职业,如驾驶、高空作业等。

(4)患者出现一些轻微不适时,向患者适当解释,无法自行解决时及时向医生咨询,防止患者私自停药、减药。

(二)预后

单纯型精神分裂症一般预后较差。此型患者发病早期常不被注意,往往经数年病情发展较为严重时才被发现,此时患者的阴性症状已经非常明显,治疗效果较差。

五、思考题

1. 如何区分单纯型精神分裂症与抑郁症?
2. 单纯型精神分裂症在药物治疗方面如何选择?

六、参考资料

[1]陆林.沈渔邨精神病学[M].6版.北京:人民卫生出版社,2018.

[2]MEILING M,WEI L,SHAOWEI Z,et al. Using aripiprazole to reduce antipsychotic-induced hyperpro-lactinemia:meta-analysis of currently available randomized controlled trials[J]. Shanghai Arch Psychiatry,2015,27(1):4-17.

[3]江开达.精神药理学[M].2版.北京:人民卫生出版社,2011.

[4]赵靖平,施慎逊.中国精神分裂症防治指南[M].2版.北京:中华医学电子音像出版社,2016.

（李　雪　宋学勤）

案例8　精神分裂症,多次发作,急性期

一、病历资料汇总

1. **一般资料**　患者王某某,女,20岁,大学生。

2. **主诉**　多疑1年半,加重伴凭空闻声1年,再发1个月。

3. **现病史**　1年半前上高三时因同桌丢失东西,逐渐出现多疑,认为班里的同学怀疑是自己拿的,并经常在背后说自己是小偷,让全校的学生都不要跟自己玩。常因此影响心情,不能集中注意力学习,因临近高考未诊治。后考入一所不理想大学,上大学后上述情况稍好转。1年前因发现一同校同学为原高中学校的,逐渐开始觉得大学同学都知道自己以前的事情,看到同学在一起说话,就认为是在讲她的坏话,外面餐馆播放的电视剧里面有抓小偷场景,认为是在影射自己。同时出现凭空听到许多人在骂自己"小偷、坏人",有时还会说"小偷不配活着,去死吧",无论到哪里都能听见。不敢去上课,称自己的事情所有人都知道了,辅导员安排了许多人监视自己,并在自己身上安装了窃听器。觉得饮食中会被人下药,常只吃新买的未开封的泡面。为此十分痛苦,整日紧张不安,少语少食。半年余前被辅导员发现异常告知家属,家属带其至当地医院精神科门诊就诊,诊断"精神分裂症",给予"奥氮平片15 mg/d"应用,上述症状缓解,但出现睡眠多、进食量大,体重增加明显,间断服用约3个月后自行停药。1个月前因母亲不慎摔伤,出现"认为是有人故意害母亲摔伤,周围人都用异样的眼光看自己,认为别人都知道自己的想法,总是能凭空听见自己刚想到的事被以前骂自己的人说出来"的想法。紧张、恐惧,不敢睡觉,觉得连累了家人,有想死的想法,曾割腕自杀,被家人发现后未遂。家属感觉其病重送其前来就诊,门诊以"精神分裂症"收住。自发病来,食欲、睡眠均差,二便基本正常。

4. **既往史**　否认高血压、心脏病病史;否认糖尿病、脑血管疾病病史;否认肝炎、结核、疟疾病史;预防接种随社会进行;无手术、外伤、输血史;无食物、药物过敏史。

5. **个人史**　生于出生地,并久居当地,无疫区、疫情、疫水接触史;无牧区、矿区、高氟区、低碘区居住史;无化学性物质、放射性物质、有毒物质接触史;无吸毒史,无吸烟、饮酒史;否认冶游史。病

前性格内向、少语。

6. 婚姻史　未婚。

7. 月经生育史　12 岁月经初潮,月经周期规律,无痛经等不适。未育。

8. 家族史　父母体健;兄妹 2 人,1 兄体健。舅舅家表哥为"精神分裂症"患者,目前服药治疗。否认家族中二系三代以内存在其他遗传病史。

9. 体格检查　生命体征平稳,皮肤黏膜无黄染,全身浅表淋巴结未触及肿大,心肺听诊未闻及异常,肝脾肋缘下未触及,腹部无压痛、反跳痛,神经系统生理反射存在,病理征未引出。

10. 精神检查

(1)意识:意识清晰,时间、地点、人物定向完整。

(2)仪态:衣着整洁、得体。

(3)面部表情:表情紧张、恐惧不安,提到有人害自己母亲及自己连累家人时会哭泣、流泪。

(4)接触交谈:合作,问答切题,言语表达流畅,语速适中。

(5)感知觉:引出评论性幻听,听到有人在骂自己是"小偷、坏人",并让自己去死。无感觉减退、感觉过敏、内感性不适;未引出错觉;无感知综合障碍。

(6)思维:思维连贯,存在明显的关系妄想、被害妄想,甚至觉得全世界的人都知道自己偷东西这件事情,并因这件事情要害自己和家人。承认存在被监视感、内心被洞悉感及思维鸣响,称辅导员一直监视着自己,自己的想法被所有人知道了,认为是辅导员通过监听、监视自己后告诉所有人的,想法会变成声音被人说出来。

(7)情感:情绪低落,认为是自己连累母亲被害,因此一直自责,并在此基础上有消极行为。

(8)意志行为:意志活动减退,无明显激越行为。有主动自杀观念、行为。

(9)食欲:食欲较差,体重无明显下降。

(10)睡眠:因恐惧被害不敢睡,有时甚至整夜不眠。

(11)智能:与受教育程度相符合。

(12)自知力:不存在。坚信有人要害自己及家人,觉得自己周围不安全,不认为自己有病,但经医师和家属劝解,暂时愿意配合相关治疗。

11. 辅助检查　半年前在外院行头部 MRI、脑电图均未见明显异常。入院后行血常规、肝功能、肾功能和心电图等检查均未见明显异常。

二、诊断与诊断依据

(一)诊断

精神分裂症,多次发作,急性期(ICD-11)/偏执型精神分裂症(ICD-10)。

(二)诊断依据

1. 症状学标准　在符合精神分裂症症状学标准的基础上,存在以下特征:以突出的、稳定的妄想为主要表现,存在明显的关系妄想、被害妄想、被监视感、内心被洞悉感及思维鸣响;同时有大量的评论性幻听。

2. 严重程度标准　社会功能受损,患者对自身疾病无认识,自知力缺如。

3. 病程标准　达到上述严重程度的总病程已有 1 年半,中间有近半年的缓解期,近 1 个月再发。

4. 排除标准/鉴别诊断

(1)分裂情感性障碍:分裂情感性障碍是一种发作性障碍,情感性症状和精神病性症状在疾病的同一发作期中都很明显,两种症状多为同时出现或至多相差几天,且同时符合分裂症和情感性障碍的症状标准。本例患者的情感症状不符合情感性障碍的标准,且与精神病性症状出现时间相差较远。

(2)精神分裂症后抑郁:该病的抑郁症状一般出现在精神分裂症急性期之后,此时患者可能仍存在某些精神分裂症的症状,但它们已不是主要的临床表现。本例患者目前是以精神分裂症的症状为主要临床表现,而抑郁症状主要是继发于被害妄想,故不符合精神分裂症后抑郁诊断标准。

(3)妄想性障碍:此类患者的妄想一般在性格缺陷的基础上发展而来,其妄想内容一般具有较强的逻辑和结构,固定而系统,但不泛化,内容一般有一定的现实基础,并非完全脱离现实。同时,患者一般没有幻觉或者只有少量幻觉,在不涉及妄想时,患者言语和行为一般较正常,可有一定的工作和社会适应能力。偏执型精神分裂症的妄想内容一般较为荒诞而不系统,常具有泛化现象,在妄想存在的同时,会有大量的幻觉出现,同时情感症状和社会功能衰退都较为明显。故该患者符合精神分裂症诊断标准。

三、治疗过程

精神分裂症的治疗一般首先考虑单一药物治疗,如单一药物治疗疗效不佳时可考虑换药或联合用药。该患者既往曾间断应用"奥氮平片 15 mg/d"治疗 3 个月症状缓解,但因出现体重增加和睡眠过多而难以坚持,同时患者家庭经济条件一般。考虑上述因素及精神分裂症药物治疗时间较长,我们选择了性价比相对较高的利培酮片单药治疗。具体治疗过程如下。

1. 第 1~2 周,利培酮片从 1 mg/d 起始,逐渐加量至 4 mg/d,加量到 4 mg/d 时出现锥体外系反应,加用盐酸苯海索片 2 mg/d 对症处理。同时给予阿普唑仑片 0.4 mg 辅助改善睡眠。患者睡眠改善,幻听稍减少,妄想等症状改善不明显。

2. 第 3~4 周,利培酮片加量至 5 mg/d,维持此剂量不变,中间再次出现锥体外系反应,将盐酸苯海索片加量到 4 mg/d 对症处理。患者幻听进一步减少,妄想动摇,情绪明显改善,自责及自杀的想法缓解。其间出院,回家继续服药治疗。

3. 第 5~8 周,利培酮片 5 mg/d、盐酸苯海索片 4 mg/d 均维持不变,患者睡眠改善,停用阿普唑仑。幻听及妄想等精神病性症状均逐渐消失,食欲较好,主动自杀观念消失,情绪稳定。

4. 第 3~5 个月,利培酮片 5 mg/d、盐酸苯海索片 4 mg/d 继续维持不变。患者病情稳定,体重较前稍增加,遵医嘱调整饮食结构,并进行适量的体育锻炼。

5. 第 6~7 个月,患者月经持续未来,催乳素检查回示:374.78 ng/mL,合并应用阿立哌唑片,初始剂量为 5 mg/d,1 周内加量至 10 mg/d,利培酮片减量至 4 mg/d。1 个月后月经仍未来,再次催乳素检查回示:109.05 ng/mL,将阿立哌唑片逐渐加量至 20 mg/d,利培酮片减量至 3 mg/d,3 周后月经恢复。

6. 第 8~12 个月,利培酮片 3 mg/d、阿立哌唑片 20 mg/d、盐酸苯海索片 4 mg/d 维持不变。患者病情稳定,已恢复学业,月经周期规律。

7. 第 13~15 个月,逐渐将利培酮片、阿立哌唑片分别减量至 2 mg/d 和 15 mg/d,盐酸苯海索片 4 mg/d 维持不变。患者病情持续稳定,社会关系良好。

8. 第 16 个月~至今(第 19 个月),利培酮片 2 mg/d、阿立哌唑片 15 mg/d、盐酸苯海索 4 mg/d 继续维持不变。患者病情持续稳定。

思维引导 1

锥体外系反应是抗精神病药物常见的不良反应之一,类帕金森症是锥体外系反应常见的表现之一,常见的处理方法有:①如病情允许,适当减少抗精神病药物的剂量;②给予抗胆碱药物盐酸苯海索应用,一般不需要长期服用;③如上述两种情况不允许或效果不理想时,可考虑换用锥体外系反应较小的抗精神病药物,如喹硫平、氯氮平等。当然,锥体外系反应也可以表现为静坐不能、急性肌张力障碍和迟发性运动障碍等,针对不同类型的表现处理方法也不同,甚至相反,比如类帕金森症和急性肌张力障碍时推荐使用抗胆碱药,但迟发性运动障碍时则要停用抗胆碱药。

高催乳素血症是另一种抗精神病药物常见的不良反应。如利培酮、氨磺必利等药物可引起患者出现月经失调、泌乳等症状,本病例中患者出现月经失调即是与此有关。处理方法主要包括:①病情允许时减少抗精神病药物的剂量;②可合并应用阿立哌唑,或在此基础上将原有抗精神病药物稍减量;③如上述两种方法均不能解决问题,建议换用对催乳素影响较小的药物,如齐拉西酮、氯氮平、喹硫平、奥氮平等。

四、护理要点与预后

(一)护理要点

1.患者在治疗前有主动自杀想法及行为,存在自杀自伤的风险,开放病房住院时需要家属加强陪护,医护人员多加关注,以防意外发生。

2.患者治疗前不承认自己有病,可能会因此出现不配合治疗、藏药等情况,因此护士及家属要注意查看患者是否已真正吞服药物,可通过服药数分钟后查看舌下是否藏药等方法确定。

3.患者虽因医师向其保证安全后愿意住院治疗,但在病情稳定前仍存在不安心住院等情况,因此开放病房的医护人员及家属要注意防止患者外逃。

4.住院期间,医护人员应与家属、患者建立良好的治疗联盟,使患者及家属建立长期药物治疗的理念,达成长期药物治疗是病情稳定的基础这一共识。

5.出院后,家属主要负责患者的护理工作,具体注意事项参考本章案例7。

(二)预后

偏执型精神分裂症是精神分裂症各种亚型中最常见的,也是预后相对最好的类型,较少出现显著的人格改变和社会功能衰退。但因精神分裂症病因尚未明确,以及受治疗依从性和社会家庭支持等多方面因素的影响,大部分患者容易反复发作,反复发作或不断恶化的患者也会出现人格改变和社会功能下降,甚至出现不同程度的功能残疾。病情的不断加重,最终可导致患者丧失社会功能,需要长期住院或反复入院治疗。

思维引导2

多数精神分裂症患者表现为间断发作或持续病程。首次发作的精神分裂症患者中约75%可以达到临床治愈,但只有约20%发作一次缓解后终身不发作。关于复发和服药依从性的研究发现,精神分裂症患者出院一年内的复发比例高达33.5%,一年内的再住院率达18.9%,最主要的原因是中断治疗或自行减药,中断药物治疗者的复发风险是持续药物治疗者的5倍,故坚持服药是减少复发的关键。此外,由于现代治疗学的不断发展,约60%的患者可以达到社会性缓解,即具备一定的社会功能。

五、思考题

1.如何区分精神分裂症与妄想性障碍?

2.精神分裂症治疗过程中出现高催乳素血症该如何处理?

六、参考资料

[1]陆林.沈渔邨精神病学[M].6版.北京:人民卫生出版社,2018.

[2]MEILING M,WEI L,SHAOWEI Z,et al. Using aripiprazole to reduce antipsychotic-induced hyperprolactinemia:meta-analysis of currently available randomized controlled trials[J]. Shanghai Arch Psychiatry,2015,27(1):4-17.

[3]江开达.精神药理学[M].2版.北京:人民卫生出版社,2011.

（庞礼娟　宋学勤）

案例9　精神分裂症,首次发作,急性期

一、病历资料总结

1.一般资料　患者刘某,女,14岁,初中学生。

2.主诉(代)　言行紊乱1个月。

3.现病史　1个月前无明显诱因突然出现言行紊乱,说自己是仙女,坚信班级一个男生喜欢自己,认为男同学经常用一支红色的笔是在暗示自己,一颗红心忠于自己;不断打电话发短信骚扰该男同学,认为该同学拒绝自己是在欲擒故纵;烦躁,偶易激惹,严重时发脾气、砸东西;有时突然无故大哭或大笑;把衣服脱了在宿舍楼内跑动;上课时完全不能集中注意力听讲,不写作业;夜眠差,入睡困难,早醒。急至当地医院神经内科住院治疗,给予头颅MRI平扫及脑电图检查,结果提示均未见异常(未见单),给予营养神经等输液治疗,睡眠稍改善,余症状改善不明显。为求进一步诊治前来就诊,门诊以"精神分裂症"收住。自发病来,食欲、睡眠均差,二便基本正常。

4.既往史　否认高血压、心脏病病史;否认糖尿病、脑血管疾病病史;否认肝炎、结核、疟疾病史;预防接种随社会进行;无手术、外伤、输血史;无食物、药物过敏史。

5.个人史　生于出生地,并久居当地,无疫区、疫情、疫水接触史;无牧区、矿区、高氟区、低碘区居住史;无化学性物质、放射性物质、有毒物质接触史;无吸毒史,无吸烟、饮酒史;否认冶游史。病前性格活泼、主动。

6.婚姻史　未婚。

7.月经生育史　13岁月经初潮,月经周期规律,无痛经等不适。未育。

8.家族史　父母体健;1兄体健。否认二系三代内有类似疾病和精神疾病史。

9.体格检查　生命体征平稳,皮肤黏膜无黄染,全身浅表淋巴结未触及肿大,心肺听诊未闻及异常,肝脾肋缘下未触及,腹部无压痛、反跳痛,神经系统生理反射存在,病理征未引出。

10.精神检查

(1)意识:意识清晰,时间、地点、人物定向完整。

(2)仪态:衣着欠得体。

(3)面部表情:表情与环境不协调(突然无故大哭或大笑)。

(4)接触交谈:尚合作,问答不切题,答非所问。

(5)感知觉:未引出明显的幻觉。

(6)思维:思维散漫,钟情妄想(病史中不止这一种妄想)。

(7)情感:情感反应不协调(正常交谈环境突然大哭或大笑)。

(8)意志行为:意志活动不正常,偶有激越行为。存在公共场合脱衣服等怪异行为。

(9)食欲:食欲较差,体重无明显下降。

(10)睡眠:睡眠差,入睡困难。

(11)智能:与受教育程度相符合。

(12)自知力:不存在。

11. 辅助检查　外院行头颅 MRI 平扫及腰椎穿刺检查均未见明显异常。

二、诊断与诊断依据

(一)诊断

精神分裂症,首次发作,急性期(ICD-11)/青春型精神分裂症(ICD-10)。

(二)诊断依据

1. 症状学标准　在精神分裂症症状学标准的基础上,存在以下特征:以思维散漫、分裂性行为和言语,伴有情感的平淡和不适切、行为怪异为主要症状。

2. 严重程度标准　社会功能受损,患者对自身疾病无认知,自知力缺如。

3. 病程标准　达到上述严重程度的总病程已有 1 个月。

4. 排除标准/鉴别诊断

(1)脑器质性精神障碍:脑器质性精神障碍往往具有智能障碍和神经系统阳性体征,且头颅影像学检查存在异常,据此可与精神分裂症鉴别。然而,一些特殊类型的脑炎(比如抗 NMDA 受体脑炎等)常常以精神症状作为首发症状,在早期阶段容易造成误诊,常见的精神症状有木僵状态、淡漠少语、精神运动性兴奋、幻视、视觉变形或者是妄想等。除上述证据外,脑电图的异常、脑脊液的改变,以及颅内影像学的改变也是重要证据。

(2)精神活性物质所致精神障碍:使用乙醇等精神活性物质可引起精神症状,有的表现类似精神分裂症,需要进行鉴别。鉴别最为关键的要点是获取准确的病史。需要指出的是,精神分裂症患者可以同时共病精神活性物质依赖。一旦特征性精神症状在停用精神活性物质后持续存在,病程迁延并反复发作,此时精神症状与精神活性物质的使用已不存在联系,应作共病诊断。

(3)双相障碍:急性起病的精神分裂症,临床表现可以是在片段的幻觉妄想的基础上,同时有言语运动性兴奋,情感不稳定、多变,表现可能与躁狂发作类似。两者的鉴别要点如下:①两者思维联想、思维内容的表现形式不同。躁狂发作患者的音联意联,语量增多,有可理解性和现实性,带有夸大色彩。②两者内心体验、对周围事物的情感反应,以及对周围客体接触情境的表情变化不同。躁狂发作患者的情感高涨、活跃、生动有感染性,情感表现无论喜怒哀乐均与思维内容相一致,与周围环境协调,情感变化过程使得周围人产生共鸣。③精神分裂症患者虽然行为活动增多,但不伴有情感高涨,情感变化与周围环境也不协调,动作单调刻板,言语交谈、接触比较困难,行为愚蠢、幼稚、杂乱无章,甚至冲动。

三、治疗过程

1. 根据患者症状、精神检查及辅助检查,考虑给予利培酮片治疗。

2. 第 1~2 周,利培酮逐渐加量至 4 mg/d,并加用盐酸苯海索 2 mg/d 预防可能出现的锥体外系反应(以防因此降低治疗依从性),同时给予氯硝西泮 0.5 mg 辅助改善入睡困难。患者睡眠改善,查房时问答较配合,怪异行为较前减少;仍言语乱,对答不切题,喜欢病房的男护士,追着叫"哥哥",

要求带其出去玩;偶易激惹,需要在医护人员劝说下服药。

3.第 3~4 周,利培酮片加量至 6 mg/d,维持此剂量不变,中间出现锥体外系反应,将盐酸苯海索加量到 4 mg/d 对症处理。患者睡眠较好,怪异行为未再出现,冲动、易激惹较前明显减少,仍偶有言语乱,认为那位男同学是喜欢自己的,不再坚信。其间出院。

4.第 5~8 周,利培酮片 6 mg/d、盐酸苯海索 4 mg/d 均维持不变,患者睡眠改善停用氯硝西泮。未再出现怪异行为及激越行为;言语紊乱明显缓解,问答切题,自诉不记得入院时候的事情,愿意配合服药。

5.第 3~5 月,利培酮片 6 mg/d、盐酸苯海索 4 mg/d 继续维持不变。患者病情稳定,症状缓解后无波动。承认药物治疗有效,自知力开始逐渐恢复。

6.第 6~8 月(至今),复查血常规、肝功能、心电图、性激素六项均未见明显异常,利培酮血药浓度(利培酮+帕利哌酮)在正常范围,已经回学校上课。能认识到自己之前是病态,愿意坚持服药。

四、护理要点与预后

(一)护理要点

1.患者治疗前不承认自己有病,对自身精神疾病无自知力,治疗不配合,家属需要与医护人员合作,督促患者服药、参与治疗。

2.患者存在激越行为,住开放病房需要家属与医护人员配合,注意看护好患者,避免伤人或自伤,必要时需要协助医护人员对患者实施约束;医护人员注意每日检查患者床旁是否存在安全隐患。

3.患者存在怪异行为,嘱家属注意保护好患者隐私。

4.住院期间,医护人员应与家属、患者建立良好的治疗联盟,使患者及家属建立长期药物维持治疗的理念,达成长期药物治疗是病情稳定的基础这一共识。

5.出院后,家属主要负责患者的护理工作,主要注意事项参考本章案例 7 单纯型精神分裂症。

(二)预后

青春型精神分裂症一般急性起病,发病后一般较快得到诊治,对患者认知功能和社会功能影响较小。但该类患者病情较容易复发,预后欠佳。

五、思考题

1.精神分裂症患者的急性激越/兴奋症状如何处理?
2.不同临床表现的精神分裂症预后分别如何?

六、参考资料

[1]陆林.沈渔邨精神病学[M].6 版.北京:人民卫生出版社,2018.
[2]江开达.精神药理学[M].2 版.北京:人民卫生出版社,2011.

(李　雪　宋学勤)

案例 10　精神分裂症后抑郁

一、病历资料汇总

1. **一般资料**　患者乔某某,男,33 岁。

2. **主诉**　自语自笑、疑人议论 10 年,心情差 1 年余。

3. **现病史**　10 年前大学毕业后无明显诱因逐渐出现自言自语、自笑,总是嘴里嘟嘟囔囔,听不清说的内容,问其原因,大多数时候不能给予具体回答,有时回答是在跟脑子里的人对话;常独自发呆,很少跟周围人沟通,自诉是因为其他人只要一看到他就会对他指指点点,连外面不认识的人也会鄙视自己,比如外出买东西,看到一个女生故意对自己比中指;行为怪异,独处时会手舞足蹈、做鬼脸,自己不能解释;生活较被动,大部分时间上网玩游戏,没有想过要出去工作,偶尔在家人督促下做些家务。8 年前家属首次带其前来住院治疗,按"精神分裂症"给予"利培酮片 6 mg/d"等药物治疗,好转出院,院外坚持服药,上述症状完全缓解,7 年前自行停药。6 年前再次出现上述情况,至当地医院精神科就诊,给予"氨磺必利片 800 mg/d、阿立哌唑片 20 mg/d"等药物治疗,症状有好转,开始在当地超市上班,初尚能坚持,后与同事发生冲突后再次出现敏感多疑,认为同事做事针对自己,常与人发生争执,甚至动手打人,家属劝解不听,甚至打骂家属。4 年前至当地精神专科医院住院治疗,按"精神分裂症"给予"奥氮平片 20 mg/d"等药物治疗,冲动打人症状缓解后出院,后一直服用"奥氮平片 20 mg/d",敏感多疑持续存在,未再复诊,在父母督促下参与家人经营的餐馆生意。1 年余前母亲患乳腺癌后渐出现心情不好,高兴不起来,对什么事情都提不起兴趣,不想去餐馆帮忙,常常自责,觉得自己拖累了家人,是因为自己的原因让母亲太劳累才生病的,自己有精神病太丢人,让家人抬不起头,不愿出门见人,有时觉得死了可能就好了,但想到生病的母亲就放弃自杀的想法,睡眠差,睡前胡思乱想,担心自己一觉醒来家里会发生变故。半年前家人带其至当地中医院就诊,行甲状腺功能检查未见明显异常,按"抑郁症"给予"舍曲林片 100 mg/d、劳拉西泮片 1 mg/d"等药物及中草药治疗,睡眠改善,余症状改善不明显,觉得自己的病治不好了,于半月前自行停用所有药物。为进一步治疗来院,门诊以"精神分裂症后抑郁"收入院,自发病以来,食欲较差,睡眠差,大小便基本正常,体重增加明显。

4. **既往史**　9 年前因"鼻炎"行手术治疗,具体不详。否认高血压、心脏病病史;否认糖尿病、脑血管疾病病史;否认肝炎、结核、疟疾病史;预防接种随社会进行;无外伤、输血史;无食物、药物过敏史。

5. **个人史**　生于出生地,并久居当地,无疫区、疫情、疫水接触史;无牧区、矿区、高氟区、低碘区居住史;无化学性物质、放射性物质、有毒物质接触史;无吸毒史,无吸烟、饮酒史;否认冶游史。

6. **婚育史**　未婚未育。

7. **病前性格**　胆怯、不好交际。

8. **家族史**　父体健,母患"乳腺癌",家中独子,否认家族二系三代以内存在类似病史。

9. **体格检查**　患者体型肥胖,身高 175 cm,体重 95 kg,BMI 31.02 kg/m²。生命体征平稳,皮肤黏膜无黄染,全身浅表淋巴结未触及肿大,心、肺听诊未闻及异常,肝、脾肋缘下未触及,腹部无压痛、反跳痛,神经系统生理反射存在,病理征未引出。

10. **精神检查**

(1)意识:意识清晰,时间、地点、人物定向完整。

（2）仪态：年貌相符，衣着整洁、得体。

（3）面部表情：表情痛苦，愁眉苦脸，交谈中间断流泪哭泣。

（4）接触交谈：接触合作，问答切题，语量较少，语速适中。

（5）感知觉：无感觉减退、感觉过敏、内感性不适；未引出错觉、幻觉；无感知综合障碍。

（6）思维：思维内容暴露较充分，思维较连贯；存在明显的关系妄想，妄想泛化但不系统，一直认为周围所有人都议论自己，对自己指指点点，并因此不愿意出门见人。

（7）情感：情绪低落、兴趣减退明显，自诉觉得自己生活中没有值得高兴的事，对任何东西都提不起兴趣；不停自责，认为是自己拖累了母亲导致她患癌症；间断有焦虑情绪，担心母亲的病情以及家人会发生什么变故。

（8）注意记忆：注意力不集中，记忆力明显下降，看书时经常跑神，并很难记住内容。

（9）意志行为：意志活动减退，无明显激越行为。有自杀观念，无自伤或自杀行为。

（10）食欲：食欲较差，进食量减少，体重无明显下降。

（11）睡眠：睡眠差，入睡很慢，睡前容易胡思乱想。

（12）智能：一般社会常识、理解力、判断力及计算力基本正常。

（13）自知力：部分存在。承认自己情绪方面存在问题并需要治疗，但仍坚定认为周围人常常议论自己。

11. 辅助检查　半年前外院甲状腺功能检查未见明显异常，近日汉密尔顿抑郁量表（HAMD）评分 24 分，汉密尔顿焦虑量表（HAMA）评分 18 分。

二、诊断与诊断依据

（一）诊断

精神分裂症后抑郁（ICD-10）。

（二）诊断依据

1. 症状学标准　患者发病初期以持续存在的关系妄想、假性幻听、情感反应不协调、意志活动减退等为主要临床表现，符合"精神分裂症"的诊断标准，经治疗患者精神病性症状大部分消失，余关系妄想一直持续至今；同时患者近 1 年主要以持续的心境低落、兴趣减退、自责、自杀观念、焦虑、认知功能损害和失眠等抑郁症状为主要临床表现。

2. 严重程度标准　患者目前不能坚持工作、不愿见人，社会功能明显受损。

3. 病程标准　精神分裂症病程已达 10 年，出现明显抑郁症状已 1 年余。

4. 排除标准/鉴别诊断

（1）甲状腺功能减退（简称甲减）继发的抑郁症状：甲减的患者可能会出现表情呆滞、情绪低落、反应迟钝、记忆力减退、疲乏无力等临床表现，此类症状与抑郁发作的临床表现具有高度相似性，临床实践中较难靠临床表现区分，但甲减患者有甲状腺功能的异常，可依此鉴别二者。本病例中患者已行甲状腺功能检查未见异常，故可排除。

（2）重度抑郁发作，伴精神病性症状：该病是以抑郁表现（如心境低落、兴趣减退等）为主要临床症状，而精神病性症状是在抑郁情绪较重的基础上出现，一般精神病性症状的出现晚于抑郁症状，且精神病性症状不符合精神分裂症的诊断标准。本病例中关系妄想存在于整个病史，抑郁症状出现明显晚于精神病性症状，故可排除。

（3）分裂情感性障碍：该病是指在疾病的同一次发作中，明显而确实的分裂性症状和情感性症状同时出现或只差几天，且该发作符合精神分裂症和心境障碍的诊断标准。本病例中患者的精神病性症状和情感性症状并非同时出现，故可排除。

（4）精神分裂症：精神分裂症患者在急性发病期可伴有抑郁表现，但此时精神病性症状是患者的主要临床表现，抑郁症状只是伴发症状，一般不足以诊断抑郁发作，但精神病性症状一定达到精神分裂症的诊断标准。而精神分裂症后抑郁则正好相反，此时患者的精神病性症状大部分消失，不足以诊断精神分裂症，而抑郁症状是主要临床表现，足以诊断抑郁发作，故此时不诊断精神分裂症。

思维引导 1

精神分裂症后抑郁是一种发生在精神分裂症余波之中的抑郁发作，病程可迁延。此时仍须存在某些精神分裂症的症状，但它们已不构成主要的临床表现。只有满足以下条件才能作出精神分裂症后抑郁的诊断：①过去 12 个月内病人曾患过符合精神分裂症一般性标准的分裂性疾病；②某些精神分裂症症状依然存在；③抑郁症状明显并困扰病人，至少符合抑郁发作的标准，并已经存在至少 2 周。如果病人已不存在任何精神分裂症的症状，应诊断为抑郁发作。如果精神分裂症症状仍很鲜明、突出，应维持精神分裂症相应亚型的诊断不变。

三、治疗过程

1. 入院后完善血常规、肝功能、肾功能、血糖、血脂、甲状腺功能、头颅 MRI 等相关化验检查。血脂回示：甘油三酯 3.22 mmol/L。心电图：V_1、V_2 导联 ST-T 改变，余结果未见明显异常。

2. 患者既往曾先后服用"利培酮、氨磺必利、奥氮平"三种抗精神病药物治疗，其中以利培酮治疗效果最佳，故抗精神病药物仍选用利培酮；因既往应用 SSRIs 舍曲林片 100 mg/d 治疗半年效差，本次选用 5-羟色胺去甲肾上腺素再摄取抑制剂（serotonin and norepinephrine reuptake inhibitors, SNRIs）文拉法辛缓释胶囊单药治疗。

3. 第 1 周，给予利培酮片 1 mg/d、文拉法辛缓释胶囊 75 mg/d、右佐匹克隆片 3 mg/d 治疗，并逐渐将利培酮片加量至 2 mg/d。同时请心内科会诊患者心电图和血脂异常，会诊建议给予瑞舒伐他汀钙片 20 mg/d 应用。患者睡眠好转，余症状改善不明显。

4. 第 2~3 周，利培酮片逐渐加量至 4 mg/d，文拉法辛缓释胶囊加量至 150 mg/d，因出现说话时言语不清给予苯海索片 2 mg/d 应用，右佐匹克隆片维持不变。患者情绪较前逐渐好转，自责减轻，消极观念未再出现，对事情的兴趣仍较差，人际关系稍好转，在病房内与病友接触交谈可，外出活动时仍感觉外面的人对自己指指点点。其间办理出院，回家继续服药治疗。

5. 第 4~8 周，维持利培酮片 4 mg/d、文拉法辛缓释胶囊 150 mg/d、苯海索片 2 mg/d 不变，右佐匹克隆片减量至 1.5 mg/d。患者情绪逐渐恢复至正常，督促下可做家务、适量体育锻炼，但仍不愿出门，认为周围人看自己眼神不对。

6. 第 9~12 周，将利培酮片加量至 6 mg/d，苯海索片加量至 4 mg/d，文拉法辛缓释胶囊维持 150 mg/d 不变，停用右佐匹克隆片。患者情绪平稳，睡眠好，能出门活动，偶有感觉周围人议论自己，家人解释后可不再怀疑。复查血脂恢复正常。

7. 第 13 周~至今，维持利培酮片 6 mg/d、文拉法辛缓释胶囊 150 mg/d、苯海索片 4 mg/d 不变。患者敏感多疑消失，情绪稳定，在餐馆与家属一起工作，与顾客关系尚可，业余时间规律体育锻炼，体重减轻约 5 kg。

思维引导2

　　无论是抗精神病药物的选择还是抗抑郁药的选择,因药物的疗效和不良反应存在个体差异,此种差异在治疗前难以预测,因此在选择药物时可先从以下几个方面考虑:①既往用药史:如有效仍可用原药,除非有禁忌证。如本例患者仍选用既往疗效较好的利培酮;②药物遗传学:近亲用该药有效,该患者也可能有效;③药物的药理学特征:如有的药物镇静作用较强,对明显焦虑、激越的患者可能疗效较好;④可能的药物间相互作用:有无药效学或药动学配伍禁忌;⑤患者躯体状况和耐受性;⑥价格及获益。

　　精神分裂症后抑郁患者抗抑郁药物的选择原则基本同抑郁发作,一般首选SSRIs抗抑郁药,如SSRIs效果不佳,可考虑换用SNRIs类抗抑郁药。同时还应尽可能单一用药,足量、足疗程治疗。换药无效时可考虑2种抗抑郁药联合使用,一般不主张联用2种以上抗抑郁药。

四、护理要点与预后

(一)护理要点

　　1.患者有消极观念,故存在自杀风险,因此需要医护人员加强关注,一级护理,家属密切监护,以防意外发生。

　　2.与家属和患者建立良好的治疗联盟,让其了解疾病的特点、病程、治疗时间,治疗过程中可能出现的问题,以及相应的应对策略,这对院外治疗的依从性十分重要。

　　3.患者合并代谢综合征,需要调整生活方式,主要包括饮食控制和运动治疗,必要时可药物治疗。督促患者健康饮食,控制碳水化合物的摄入量,增加膳食纤维的摄入量,少食多餐,不暴饮暴食,同时进行规律、科学的体育锻炼。

　　4.改善患者的病耻感,病耻感可能会使患者出现抑郁情绪或者影响治疗依从性,需要积极改善,以防因此导致疾病反复。

(二)预后

　　关于精神分裂症后抑郁的抗抑郁药物治疗时间长短,目前尚无统一规定。一般认为抑郁症状消失数月后可以考虑减、停抗抑郁药。精神分裂症后抑郁的预后目前也尚无明确结论,可能跟社会支持、家庭环境和治疗依从性等均有关系。单就抑郁症状的恢复情况而言,因其严重程度一般较重度抑郁发作轻,可能比重度抑郁发作的预后稍好。但因受精神分裂症病程迁延、反复发作的影响,也可能于本次抑郁发作之后再次出现显著而稳定的精神病性症状。

五、思考题

　　1.精神分裂症后抑郁和重度抑郁发作,伴精神病性症状,二者如何鉴别?

　　2.抑郁症状和精神分裂症的关系是什么?

　　3.如何减轻患者的病耻感?

六、参考资料

[1]陆林.沈渔邨精神病学[M].6版.北京:人民卫生出版社,2018.

[2]唐宏宇,方贻儒.精神病学[M].2版.北京:人民卫生出版社,2020.

[3]喻东山,顾镭,高伟博.精神科合理用药手册[M].4版.南京:江苏凤凰科学技术出版社,2020.

(宋学勤　庞礼娟)

第四章　双相障碍

案例 11 **双相障碍Ⅱ型,目前抑郁发作,重度,不伴精神病性症状**

一、病历资料汇总

1. **一般资料**　患者郭某某,女,21岁,大学生。
2. **主诉**　情绪低落与兴奋交替9个月,情绪差伴厌世1周。
3. **现病史**　9个月前因与同学相处不和睦渐出现心情不好,总闷闷不乐的,不想上课,不想与人说话,总想一个人待着,对自己喜欢的科目也提不起兴趣,自觉浑身乏力,多卧床,自觉脑子变笨了,反应迟钝了,记忆力也下降了,上课不能集中注意力,睡眠不好,入睡困难,早醒,食欲下降,饮食量为平常的一半,上述症状持续1月余;后出现心情过分愉悦,喜社交,好主动与同学交谈,积极参加社团活动,自觉脑子聪明,反应敏捷,每天晚睡早起,每日睡眠仅3~4 h,次日仍感精力十足,自我感觉比平常状态要更好一些,与平素性格、行为表现不相符,未就诊。上述状态持续4 d后逐渐恢复如常。此后未再出现上述症状。1周前因临近考试,感学习压力大,再次出现心情不好,易哭泣,紧张担心自己的成绩考不好,自信心下降,自卑,觉得自己什么都不如别人,什么都做不好,伴有消极厌世念头,看到窗户莫名有种想跳下去的冲动。为进一步治疗,前来就诊,门诊以"双相障碍Ⅱ型,目前抑郁发作,重度,不伴精神病性症状"收住。自发病来,饮食、睡眠均差,大小便基本正常,近1周体重下降5 kg左右。
4. **既往史**　既往体健,无高血压、心脏疾病病史,无糖尿病、脑血管疾病病史,无肝炎、结核、疟疾等传染病史,预防接种随当地进行,无手术、外伤、输血史,无食物及药物过敏史。
5. **个人史**　患者同胞3人,行3,母孕期体健,足月顺产。自幼发育正常,适龄入学,学习成绩中等。病前性格多愁善感、细心,无不良嗜好。
6. **婚姻史**　未婚。
7. **月经生育史**　12岁月经初潮,月经周期规律,月经量中等,颜色正常。无血块、无痛经等不适。未育。
8. **家族史**　父母体健,1哥1姐健康状况良好,其姑姑有"双相障碍"病史,目前服用"奥氮平联合丙戊酸钠"治疗,病情稳定。
9. **体格检查**　一般情况好,生命体征稳定,心、肺、腹、四肢、神经系统查体无明显异常。
10. **精神检查**
(1)意识:意识清晰,时间、地点、人物及自我定向力完整。
(2)仪态:衣着整洁、得体。
(3)面部表情:表情忧愁,担心。

（4）接触交谈：合作，问答切题，自诉内心的体验和感受，反应显迟钝，语速慢，声低。

（5）感知觉：未引出感觉减退、感觉过敏及内感性不适。未引出幻觉、感知觉综合障碍。未引出明确的妄想、思维属性或逻辑障碍。

（6）思维：思维迟缓，自觉脑子像生锈了一样，变笨了，反应比较迟钝。

（7）记忆力：记忆力也不好，总忘事。

（8）注意力：注意力不能集中，上课总跑神。

（9）智能：理解力、判断力好，常识好，计算好。

（10）自知力：部分存在。

（11）情感：情绪低落，内心感受不良，情感反应与其言语和行为表现相协调。兴趣减退，自信心下降，自卑，觉得自己什么都不如别人，什么都做不好。病史中曾有持续4 d的情绪高涨，兴奋，思维活跃，活动增多，夜间睡眠需求减少。

（12）意志行为：精神运动性抑制，精力不济，无明显激越行为。有主动自杀观念。既往存在情绪过分愉悦，感觉比平常状态要更好一些，与平素性格、行为表现不相符，精力过于旺盛，行事不知疲倦，反应灵敏。

（13）食欲：食欲较差，近1周体重下降5 kg左右。

（14）睡眠：入睡困难，早醒，醒后难以再次入睡。

11. 辅助检查　暂无。

二、诊断与诊断依据

（一）诊断

双相障碍Ⅱ型，目前抑郁发作，重度，不伴精神病性症状。

（二）诊断依据

1. 症状学标准　①存在3条抑郁发作核心症状：情绪低落、兴趣和愉快感缺失、精力下降；②存在6条抑郁发作主要症状：注意力不能集中、自信心下降、自我评价过低、悲观厌世、睡眠障碍、食欲下降；③存在历时4 d的轻躁狂发作史：核心症状（情绪高涨）和附加症状（活动增多、语量增多、社交性增高）。

2. 严重程度标准　目前抑郁症状显著，严重影响患者的学习、生活及人际交往，存在悲观厌世观念。

3. 病程标准　达到上述严重程度的总病程已有9个月，且近1周加重。

4. 排除标准/鉴别诊断

（1）继发性心境障碍：脑器质性疾病、躯体疾病、某些药物和精神活性物质等均可引起心境障碍。病人有明确的器质性疾病、某些药物或精神活性物质使用史且时间上与精神症状关系密切，体格检查有阳性体征，实验室检查有相应指标改变等。本例患者体格检查未见明显异常，实验室检查未见异常指标，且否认存在重大躯体疾病史及精神活性物质接触史，根据临床症状表现暂不考虑此诊断。

（2）精神分裂症：精神分裂症患者常出现兴奋状态，而青春型兴奋所出现的精神运动性兴奋被称为"不协调"的，病人所表现出的兴奋症状与环境格格不入，与病人自身的情绪和思维也不协调。情绪基调不是高涨而是表现为愚蠢的傻乐，无法让他人产生共鸣。本例患者以情感高涨为原发症状，情感症状与患者的思维、意志行为通常是协调的，间歇发作性病程，间歇期基本正常，故不符合精神分裂症的诊断标准。

（3）抑郁症：抑郁症以单相抑郁发作为特征，从无躁狂或轻躁狂发作。本例患者在抑郁之后出现短暂的符合轻躁狂发作标准的轻度心境高涨和活动增加。故不符合抑郁症诊断标准。

（4）环性心境障碍：环性心境障碍表现为许多周期性的轻躁狂症状和抑郁症状，但轻躁狂症状和抑郁症状均不符合轻躁狂发作或抑郁发作的症状标准、病程标准。本例患者中抑郁症状达到重度抑郁发作的诊断标准，而轻躁狂症状达到了轻躁狂的诊断标准，故排除环性心境障碍。

三、治疗过程

1. 选用碳酸锂缓释片单一药物治疗。

2. 第 1～2 周，碳酸锂缓释片从 0.3 g/d 起始，逐渐加量至 1.2 g/d，同时给予阿普唑仑片 0.4 mg/d 辅助改善睡眠。患者睡眠改善，情绪低落症状改善不明显。

3. 第 3～4 周，碳酸锂缓释片维持 1.2 g/d，查血锂浓度为 0.8 mmol/L，中间联合心理治疗，纠正患者负性认知。患者情绪明显改善，在家人陪同下可外出活动，愉快体验增加，自诉未再出现自杀念头，给予办理出院，回家继续服药治疗。

4. 第 5～8 周，碳酸锂缓释片 1.2 g/d 维持不变，间断心理治疗，患者睡眠改善，停用阿普唑仑片。患者情绪较稳定，在家可做简单家务活，对自己以后的生活有打算，主动自杀观念消失，对自己轻躁狂表现有一定认识，承认药物治疗有效。

5. 第 3～5 个月，服用碳酸锂缓释片 1.2 g/d，给予复查甲状腺功能五项，结果提示：促甲状腺激素（TSH）4.9 mIU/L，超出正常范围，考虑为服用碳酸锂后导致的亚临床甲状腺功能减退，请内分泌科会诊后建议给予合用左甲状腺素钠片 25 μg/d 对症处理，患者病情稳定，服药后未诉其他不适症状。

6. 第 6～7 个月，患者近几日感胃肠道症状显著，表现为恶心、呕吐，同时伴有双手细颤，写字手抖表现，考虑为碳酸锂中毒的前驱表现，化验血锂浓度为 1.2 mmol/L，处于正常高限，给予停用碳酸锂缓释片，同时给予大量生理盐水加速锂盐排泄，换用富马酸喹硫平片，初始剂量 100 mg/d，1 周内加量至 200 mg/d，继续联合心理治疗。碳酸锂缓释片停用后胃肠道反应改善，手抖症状好转，嘱其规律饮食，规律作息。

7. 第 8～9 个月，患者情绪稍显低落，懒散，话少，考虑到仍存在抑郁症状，给予富马酸喹硫平片加至 400 mg/d 联合心理治疗，同时复查甲状腺功能五项，结果提示：TSH 3.9 mIU/L，给予停用左甲状腺素钠片。1 个月后患者情绪改善，主动性提高，无明显不良反应。

8. 第 10 个月～至今（第 12 个月），富马酸喹硫平片 400 mg/d 联合心理治疗继续维持不变，患者病情稳定，已经恢复学业，社会关系良好，无明显不良反应。

四、护理要点与预后

（一）护理要点

1. 患者在入院前存在明显的消极观念，因此有自杀自伤的风险，住院时需要加强看护，护理上加强观察和巡视，以防意外发生。

2. 患者既往存在轻躁狂表现，病情未完全控制时，存在潜在的冲动、伤人、毁物风险，进一步完善暴力风险评估，应对措施为给予患者加强支持性心理治疗，尽量减少激惹患者的因素，如言语和环境事件等，积极与家属沟通目前患者存在的风险，取得家属配合。

3. 住院期间，医护人员应与家属、患者建立治疗联盟，使患者及家属建立长期药物维持治疗的理念，达成长期药物治疗是病情稳定的基础这一共识。

4. 出院后，做好患者及家属出院宣教，主要有以下几方面需要注意。

（1）按时、规律服药，定期门诊随访。

（2）不随意减药和停药，以防止复燃/复发。

（3）规律作息，营养均衡，适度锻炼。

（4）告知患者禁忌事项，不饮酒、抽烟，不喝咖啡、浓茶水、可乐等可能影响药物疗效的饮品，不从事高危作业或职业，如驾驶、高空作业等。

（二）预后

双相障碍多发于春末夏初，呈发作性病程。多数患者躁狂和抑郁状态反复循环或交替出现，复发率较高。双相障碍有自限性，未经治疗的患者中，50% 能够在首次发作后的第一年内自发缓解，其余的在以后的时间里缓解不足 1/3，终身复发率达 90% 以上，约 15% 的患者自杀死亡，10% 转为慢性状态。与单相抑郁相比，双相抑郁更容易慢性发展，自杀倾向及复发率更高，应嘱院外规律服药，定期随访观察，心理治疗和社会支持治疗对预防本病复发也有非常重要的作用。

五、思考题

1. 轻躁狂发作的临床评估与诊断要点是什么？

2. 如何通过病史采集把握既往轻躁狂发作特征？

3. 如何评价抗抑郁药在双相障碍−抑郁发作中的治疗地位？

六、参考资料

［1］陆林. 沈渔邨精神病学［M］. 6 版. 北京：人民卫生出版社，2018.

［2］郝伟，陆林. 精神病学［M］. 8 版. 北京：人民卫生出版社，2018.

［3］喻东山，顾镭，高伟博. 精神科合理用药手册［M］. 4 版. 南京：江苏凤凰科学技术出版社，2020.

［4］KLEINER J，AHSHULER L，HENDRICK V，et al. Lithium−induced subclinical hypothyroidism：review of the literature and guidelines for treatment［J］. J Clin Psychiatry，1999，60（4）：249−255.

［5］张继华，张勇. 碳酸锂对双相障碍患者甲状腺功能的影响［J］. 四川精神卫生，2014，27（3）：254−256.

［6］方贻儒，刘铁榜. 双相障碍抑郁发作药物治疗专家建议［J］. 中国神经精神疾病杂志，2013，39（7）：385−389.

［7］YATHAM L N，KENNEDY S H，PARIKH S V，et al. Canadian Network for Mood and Anxiety Treatments（CANMAT）and International Society for Bipolar Disorders（ISBD）2018 guidelines for the management of patients with bipolar disorder［J］. Bipolar Disord，2018，20（2）：97−170.

（李　红　郝以辉）

案例 12　双相障碍Ⅰ型，目前躁狂发作，伴有精神病性症状

一、病历资料汇总

1. 一般资料　患者杜某某，男，28 岁，未婚，公司职员。

2. 主诉　情绪低落与高涨交替 1 年余，再发半月余。

3. 现病史　1 年余前失恋后出现情绪低落，压抑，不开心，高兴不起来，对什么都不感兴趣，感觉

没意思,感觉脑子反应变慢了,记忆力下降,注意力也难以集中,常常发呆,胡思乱想,想以前做了错事,责备自己,觉得自己是个废人,什么都干不好,不如别人,也啥都不想干,只想自己待着,不想出门,不想工作,有自杀想法,未有自杀行为。当时持续 1 个月左右,家人带其至当地某医院诊治,诊断"抑郁症",服用"舍曲林片"治疗 3 月余,症状改善,后自行停药。其间生活基本如常人,工作能力可。半月前无明显诱因出现情绪高涨、兴奋,感觉一下子豁然开朗了,以前想不明白的事情突然通透了,脑子转得快,一个想法接着一个想法,感觉说话的速度赶不上脑子反应的速度,话多,说话声大,滔滔不绝,一天到晚不停地讲话,声音都说哑了,言语内容乱,东拉西扯;自我评价高,觉得自己能力强,别人都不如自己,自己有很多有本事的亲戚,是大领导,自己做大生意,有很多钱。胡思乱想,担心,觉得有人会害自己,谋夺自己财产,紧张,恐惧,情绪不稳定,冲动易怒,爱与人争吵,有时想动手,睡眠需求减少,夜眠 2~3 h,但觉得每天有劲,不需要睡觉,也不需要吃饭,觉得这些事情都耽误自己挣钱的时间,饮食量少,食量为之前的一半,在家难以管理。为求诊治,来院,门诊以"双相障碍Ⅰ型,目前躁狂发作,伴有精神病性症状"收入科,自发病以来,食欲稍差,睡眠差,大小便正常,体重无减轻,个人生活自行料理,有冲动、伤人风险。

4. 既往史 既往体健,无高血压、糖尿病等疾病史,否认重大躯体疾病史,无肝炎、结核等传染性疾病史,无药物及食物过敏史,预防接种随当地进行。

5. 个人史 同胞 2 人,行 1,出生并长期生活在本地,母孕期曾有一次先兆流产,足月顺产。婴幼儿期生长发育正常,适龄上学,学习成绩可,与同学关系可,无烟、酒、药物等嗜好,无工业毒物、粉尘、放射性物质接触史,无冶游史。病前被动、少语,不爱交际。

6. 婚育史 未婚未育。

7. 家族史 祖父母、父母、1 弟健康状况均良好,无与患者类似疾病,否认家族遗传病史。

8. 体格检查 发育正常,营养中等,体态正常。皮肤、体表及浅表淋巴结检查未见明显异常。触诊甲状腺未见异常。胸廓无畸形、胸廓活动度可,心肺听诊无异常。腹部平坦,无压痛,肝、脾未触及。脊柱生理弯曲存在,活动可,无畸形、水肿及血管怒张。肛门及外生殖器检查未见异常。神经系统检查未发现阳性体征。意识清晰,十二对脑神经未见异常,肌力、肌张力可,无共济失调,感觉系统检查正常,生理反射存在,病理反射未引出,无脑膜刺激征,自主神经功能检查正常。

9. 精神检查

(1)一般情况:意识清晰,仪态整洁,接触主动,定向力完整,饮食欠佳,睡眠差,大小便正常。个人卫生完全自理。

(2)感知觉:未引出感觉、知觉及感知综合障碍。

(3)思维:思维奔逸,随境转移,看到外界事物,就能联想到与之相关的东西,感觉脑子转得快,想法一个接一个。存在夸大妄想、被害妄想,觉得自己有许多当大领导的亲戚,在他们的照顾下,自己和他们在全国都做有大生意,自我评价高,觉得自己有钱,觉得有人惦记自己的财产,要谋害自己。

(4)注意力:随境转移。

(5)记忆力:记忆力增强。

(6)智能:理解判断好,常识好,计算好。

(7)自知力:部分存在。

(8)情感:表情活跃,情感高涨,开心,情感反应与内心体验基本一致,有时易激惹。

(9)意志活动:意志活动增强,活动多,但做事虎头蛇尾,有时冲动发脾气。

(10)本能活动:饮食、夜眠需求减少,性欲正常。

10. 辅助检查 CT:未见异常。腹部超声:轻度脂肪肝。嘱患者清淡饮食,定期复查。脑 MRI、心电图、血常规、尿常规、肝功能、肾功能、血糖、血脂、电解质、传染病四项、性激素六项、甲状腺功能、新冠病毒检测均未见明显异常。

二、诊断与诊断依据 》》》

（一）诊断

双相障碍 I 型，目前躁狂发作，伴有精神病性症状。

（二）诊断依据

1. 症状学标准　以躁狂发作和抑郁发作反复循环或交替出现为主要表现，躁狂发作时表现为情感高涨、思维奔逸、活动增多，自我评价高，并伴有精神病性症状，抑郁发作时表现为情绪低落、思维迟缓、消极观念及意志活动减退。

2. 病程标准　患者曾有抑郁发作持续 2 周以上，此次躁狂症状已持续半月，发作性病程，发作间歇期精神状态可恢复病前水平。

3. 严重程度标准　社会功能受损，患者对自身疾病无认知，自知力缺如。

4. 排除标准/鉴别诊断

（1）继发性心境障碍：继发性心境障碍有明确的器质性疾病、某些药物或精神活性物质使用史且时间上与精神症状关系密切，体格检查有阳性体征，实验室检查有相应指标改变，并可出现意识障碍、遗忘综合征及智能障碍，原发疾病好转或在有关药物停用后，情感症状相应好转或消失；原发性心境障碍除谵妄性躁狂发作外，无意识障碍、记忆障碍及智能障碍。

（2）精神分裂症：双相障碍是以情感障碍表现为主导症状并贯穿于整个病程，情感高涨或低落，伴随思维和行为改变，发作间歇期基本正常。而精神分裂症的表现是以特征性的幻觉、妄想、思维逻辑障碍等为主要表现，内心体验和周围环境不协调，发作间歇期多残留不同程度的社会功能缺损。如果在不符合躁狂发作或抑郁发作的心境下出现幻觉、妄想、思维逻辑障碍等表现（即出现独立于情感症状之外的精神病症状情况），一般不单纯考虑双相障碍的诊断，应考虑精神分裂症或分裂情感性精神病。

（3）重度抑郁障碍、注意缺陷障碍与多动障碍、分裂情感障碍、人格障碍及应激相关障碍应与本疾病进行鉴别，鉴别要点应紧扣本病特征。

三、治疗过程 》》》

1. 第 1～2 周，给予碳酸锂缓释片、丙戊酸镁缓释片、奥氮平片联合治疗，碳酸锂缓释片和丙戊酸镁缓释片是作为心境稳定剂使用，急性期改善患者的躁狂症状，并在维持期时防止躁狂和抑郁发作；奥氮平片在急性期主要是改善患者的睡眠、关系妄想和被害妄想，同时控制患者的冲动攻击行为，维持期根据患者病情稳定情况及耐受情况逐渐减量或者停药。药物剂量滴定方法：从初始剂量逐渐加量至治疗量，如碳酸锂缓释片 0.6 g/d、丙戊酸镁缓释片 1 g/d、奥氮平片 10 mg/d。患者夜眠改善，易激惹、大声吵闹、冲动减轻，妄想减轻，仍情绪高涨，兴奋话多。治疗过程中密切观察治疗反应、不良反应以及可能出现的药物相互作用等，及时处理。

2. 第 3～4 周，治疗同上，患者妄想消失，饮食、夜眠可，情绪较前稳定。给予患者疾病知识讲解及健康教育，使其了解疾病的特点、了解复发的早期表现及治疗的重要性。其间办理出院，院外继续服药治疗。

3. 第 5～8 周，逐渐减量奥氮平片至 5 mg/d，继续碳酸锂缓释片、丙戊酸镁缓释片继续治疗，其间病情稳定。

4. 第 3～5 个月，停用奥氮平片。继续碳酸锂缓释片、丙戊酸镁缓释片治疗，其间病情稳定。

5. 第 6～9 个月，逐渐减量丙戊酸镁缓释片，碳酸锂缓释片继续治疗，其间病情稳定。

6.第9个月～至今,继续碳酸锂缓释片维持治疗,查血药浓度正常。

四、疾病管理及预后

(一)疾病管理

1.共病问题　双相障碍的共病很常见,其中尤以物质使用障碍、冲动控制障碍、焦虑障碍以及人格障碍多见。共病会使双相障碍更加复杂,明确诊断也会变得困难。为与其他精神障碍进行鉴别,需要排除其他原因所导致的情绪症状。

2.自杀风险　自杀是双相障碍最常见的死因,6%～7%的双相障碍患者死于自杀,因此对双相障碍患者进行自杀观念和风险评估尤其重要。2018版指南指出,目前的循证依据只支持锂盐有预防自杀的作用,而心境稳定剂可能也有较弱的自杀预防作用,但抗精神药物与抗抑郁药物的预防自杀作用循证依据有限。

3.慢病管理　由于双相障碍是一种慢性、复发性疾病,因此就需要长期的、综合的慢病管理。在瓦格纳(Wagner)的慢病管理模式中提出了自我管理支持、决策支持、社区项目参与、服务投送系统设计、临床信息系统以及健康系统等重要原则,以加强患者及其家属的长期疾病管理。此外,稳固的治疗联盟对于改善患者的治疗依从性和预后相当重要。

4.心理社会干预　心理社会治疗对于双相抑郁或双相躁狂的治疗作用,主要体现在预防复发和恢复患者及其家属的生活质量方面。目前有循证证据支持可作为一线治疗推荐的心理社会干预方式是心理健康教育,聚焦于帮助双相障碍患者认识和监测症状、应激管理、问题解决、消除歧视、建立健康生活方式以及提高药物治疗依从性。核心问题是如何建立个人应对方式,从而更好地预防疾病复发。

(二)预后

双相障碍多为急性或亚急性起病,具有自限性,但如果不加治疗或治疗不当,复发率极高。绝大多数双相障碍患者可有多次复发,若在过去的2年中,双相障碍患者每年均有1次以上的发作,主张应长期服用锂盐预防性治疗。服用锂盐预防性治疗,可有效防止躁狂或双相抑郁的复发,且预防躁狂发作更有效,有效率达80%以上。对双相障碍患者的追踪研究发现,病前职业状况不良、酒精依赖、有精神病性特征、抑郁特征、发作间歇期的抑郁特征和男性性别与不良预后有关。躁狂发作期短暂、发病晚、无自杀观念和共病情况者预后较好。

五、思考题

1.双相障碍的诊断标准是什么?
2.双相障碍的问诊要点有哪些?问诊时如何避免误诊、漏诊?
3.双相障碍的治疗原则是什么?

六、参考资料

[1]陈俊,方贻儒,徐一峰.《2018版加拿大抑郁和焦虑治疗网络／国际双相障碍学会双相障碍管理指南》的更新重点解读[J].中国全科医学,2019,22(2):123-127.
[2]唐宏宇,方贻儒.精神病学[M].北京:人民卫生出版社,2014.
[3]郝伟,陆林.精神病学[M].8版.北京:人民卫生出版社,2018.
[4]于欣,方贻儒.中国双相障碍防治指南[M].北京:人民卫生出版社,2015.

(李　红　郝以辉)

案例 13　双相障碍Ⅰ型，目前躁狂发作，不伴精神病性症状

一、病历资料汇总 »»

1. **一般资料**　患者袁某，男，16 岁，高中生。

2. **主诉**　情绪低落与兴奋交替 2 年，兴奋伴冲动 1 个月。

3. **现病史**　2 年前无明显诱因出现情绪低落、终日闷闷不乐，不随外界环境变化而变化，凡事提不起兴趣，精力下降，自感浑身乏力，易疲劳，总想睡觉，注意力不能集中，反应迟钝，有时感觉大脑一片空白，自信心下降，觉得自己的病治不好了，消极厌世，食欲下降，体重较前减轻 4 kg，不能正常上学，在当地医院诊治，具体不详，患者服药 1 年后自行停药，生活如常。半年前无诱因逐渐出现兴奋、话多、主动与人交往，说自己很有钱，特别有能力，经常命令他人，要求得不到满足就会发脾气、摔东西，甚至打骂父母，至医院住院治疗，诊断"双相障碍Ⅰ型，目前躁狂发作，不伴精神病性症状"，服用"碳酸锂缓释片 0.6 g/d、奥氮平片 10 mg/d"等药物治疗，症状好转出院，出院后坚持至门诊随诊，药物逐渐调整为"碳酸锂缓释片 0.3 g/d、奥氮平片 5 mg/d"，恢复正常生活。服药 2 个月因体重增加明显，自行停药。1 个月前和同学发生冲突后再次出现兴奋话多，语速比平常快，说话东拉西扯，好与人争论，甚至发生肢体冲突，自命不凡，自认为是一个大人物，拥有无限财富，所有人都倚仗自己做事，因此肆意挥霍钱财，乱买非必要的东西，如一次性购买上百张游戏充值卡，或者随意丢弃刚买的东西，家人劝说后则暴躁、谩骂，自感精力旺盛，认为"全身充满力量，对未来充满信心"，连续 3 d 未睡，严重影响正常生活，家属为进一步治疗，门诊以"双相障碍Ⅰ型，目前躁狂发作，不伴精神病性症状"收入院，自本次发病以来，饮食不规律，睡眠需求减少，大小便未见异常，体重无明显变化，存在冲动言行，否认消极言行。

4. **既往史**　既往体健，无高血压、心脏疾病病史，无糖尿病、脑血管疾病病史，无肝炎、结核、疟疾病史，预防接种随社会计划进行，无手术、外伤史，无食物、药物过敏史。

5. **个人史**　生于本地，久居本地，无疫区、疫情、疫水接触史，无牧区、矿山、高氟区、低碘区居住史，无化学性物质、放射性物质、有毒物质接触史，无吸毒史，无吸烟、饮酒史，否认冶游史。

6. **婚育史**　未婚未育。

7. **家族史**　父母及 1 妹体健，其母亲曾诊断"双相障碍"，目前在服用"丙戊酸镁缓释片"，剂量不详。

8. **体格检查**　发育正常，营养良好，体型匀称，神志清楚，自主体位，表情愉悦，查体合作。全身皮肤黏膜无黄染，无皮疹、皮下出血，皮下无水肿，无肝掌、蜘蛛痣。全身浅表淋巴结未触及。头颅无畸形。眼睑无水肿。巩膜无黄染、斑点。双侧瞳孔等大等圆，直径 3 mm，对光反射灵敏，调节反射正常。耳郭无畸形。扁桃体无肿大。颈软、无抵抗。颈动脉搏动正常，颈静脉无怒张。气管居中。肝颈静脉回流征阴性，甲状腺无肿大。胸廓对称，呼吸运动正常。胸壁无静脉曲张。呼吸运动正常，肋间隙正常，叩诊清音，双肺呼吸音清，无干、湿啰音，无胸膜摩擦音。心前区无隆起，心尖搏动正常。心率 76 次/min，律齐，各瓣膜听诊区未闻及杂音。腹平坦，无腹壁静脉曲张，腹式呼吸存在。脐正常、无分泌物。腹部无压痛、反跳痛。腹部柔软，无包块。肝、脾肋缘下未触及，墨菲征阴性，肠鸣音正常、3 次/min，无气过水声。肛门及外生殖器未查。脊柱活动正常，四肢活动自如，关节无红肿、疼痛。腹壁反射正常，肌张力正常，肌力Ⅴ级，肢体无瘫痪，双侧肱二、三头肌腱反射正常，双侧膝、跟腱反射正常，双侧巴宾斯基（Babinski）征阴性，双侧霍夫曼（Hoffmann）征阴性，克尼格（Kernig）

症阴性。

9.精神检查

(1)意识:意识清晰,时间、地点、人物定向完整。

(2)仪态:衣着整洁、得体。

(3)面部表情:表情愉悦、神态趾高气扬。

(4)接触交谈:主动,问答切题,言语表达流畅,语速加快,自觉思维联想加快,语量多。

(5)感知觉:否认错觉、幻觉及感知综合障碍。

(6)思维:思维奔逸,语量多,难以打断,夸大观念,自命不凡,自认为是一个大人物,别人倚仗自己做事,未引出明确妄想、思维逻辑障碍。

(7)智能:理解力、判断力好,常识好,计算好。

(8)注意力:随境转移。

(9)记忆力:记忆力增强。

(10)自知力:部分存在。

(11)情感:情绪高涨,与其内心夸大体验相协调,兴奋话多,思维联想加快,精力旺盛,自觉能力超出常人,承认既往病史中曾有持续性情绪低落、言语活动减少,自卑感,消极厌世等。

(12)意志行为:行为活跃、忙碌、难以安静。

(13)食欲:食欲缺乏,体重下降。

(14)睡眠:睡眠需求减少。

10.辅助检查   入院后行头部 MRI 平扫、脑电图,均未见明显异常。血常规、肝功能、肾功能等均未见明显异常。

二、诊断与鉴别诊断 ▶▶▶

(一)诊断

双相障碍 I 型,目前躁狂发作,不伴精神病性症状。

(二)诊断依据

1.症状学标准   系发作性病程,目前情感高涨、易激惹,兴奋、话多,思维奔逸,睡眠需求减少。发作间歇期症状完全缓解,社会功能保持良好,既往和当前发作均未及明确的幻觉、妄想等精神病性症状。既往病史中存在明确的抑郁发作病史。

2.严重程度标准   社会功能受损,患者对自身疾病无认知,自知力缺如。

3.病程标准   达到上述严重程度的总病程已有半年。

4.排除标准/鉴别诊断

(1)精神分裂症:双相障碍以情感不稳定为主导症状并贯穿整个病程,情感高涨或低落,伴随思维和行为改变,发作间歇期基本正常,而精神分裂症的表现以特征性幻觉、妄想、思维逻辑障碍等为主要表现,内心体验和周围环境不协调,发作间歇期多残留不同程度的社会功能缺损。

(2)继发性心境障碍:脑器质性精神障碍、躯体疾病、某些药物和精神活性物质等均可引起继发性心境障碍。与原发性心境障碍相比,前者有明确的器质性疾病、某些药物或者精神活性物质使用史,且时间上与精神症状关系密切,体格检查有阳性体征,前者可出现意识障碍、遗忘综合征及智能障碍,后者除谵妄性躁狂发作外,无意识障碍、记忆障碍及智能障碍。前者的症状随原发疾病病情的消长而波动,原发疾病好转或在有关药物停用后情感症状相应好转或消失。前者既往无心境障碍的发作史,而后者可有类似的发作史。

(3)情绪不稳定型人格障碍:患者首次发病于未成年,发病期间有情绪不稳定、行为冲动等特点,但其病程呈发作性特征,间歇期情绪稳定,人格及功能保持完整,且其间人际关系维持良好,故不符合人格障碍的诊断标准。

三、治疗过程

1. 首选情感稳定剂碳酸锂缓释片和抗精神病药物喹硫平联合治疗。

2. 第1～2周,碳酸锂缓释片从0.6 g/d起始,逐渐加量至1.2 g/d,喹硫平片起始从200 mg/d,逐渐加至600 mg/d,服药1周左右,患者诉心悸,测心率110次/min,逐渐减至400 mg/d。患者情绪不稳,仍较高涨、兴奋,行为冲动、易怒,外出吃饭时因为母亲未满足自己的点菜要求,在病房发脾气。

3. 第3～4周,给予监测血药浓度,使血锂浓度维持在0.6～1.2 mmol/L,患者接触交谈较前合作,仍存在话多,兴奋,语速快,喜欢买东西,冲动消费,取得家属同意后合并无抽搐电休克治疗。

4. 第5～8周,给予无抽搐电休克治疗10次,患者情绪趋于平稳,认识到自己之前的想法都是错误的,自己还是学生,先要学习,完成学业后才能帮助他人,获"临床痊愈"后出院。

5. 第3～5个月,患者院外继续服用喹硫平400 mg/d和碳酸锂缓释片1.2 g/d,恢复上学,正常上课并完成作业,与同学相处融洽。

6. 第6个月～至今(8个月),治疗上碳酸锂缓释片调整至0.9 g/d,使血锂浓度维持在0.4～0.8 mmol/L,并结合心理治疗,病情保持稳定。

四、护理要点与预后

(一)护理要点

1. 提供安全和安静的环境,处于躁狂状态的患者很容易受到环境的影响而更加躁动不安,如患者出现破坏性行为,给予劝说无效时,可在医护人员取得家属同意,并将计划与患者说明的前提下进行保护性约束和隔离。

2. 患者往往自觉精力旺盛,加之急躁不安、易激惹,容易使精力发泄变成破坏性行为,因此护理人员应正面引导患者做不需要专心,又无竞争性的活动。如参加工娱活动等并加以鼓励和肯定。

3. 虽患者因医师向其保证安全后愿意住院治疗,但在病情稳定前仍存在不安心住院等情况,因此开放病房家属及医护人员要注意防止患者外逃。

4. 住院期间,医护人员应与家属、患者建立良好的治疗联盟,使患者及家属建立长期药物维持治疗的理念,达成长期药物治疗是病情稳定的基础这一共识。

5. 出院后,家属主要负责患者的护理工作,主要有以下几方面需要注意。

(1)督促患者养成按时服药、定期复查的习惯。

(2)督促患者养成良好生活习惯,早睡早起,适当运动,营养均衡。

(3)告知患者禁忌事项,不饮酒、抽烟、不喝咖啡、浓茶水、可乐等可能影响药物疗效的饮品,不从事高危作业或职业,如驾驶、高空作业等。

(4)患者出现一些轻微不适时,向患者适当解释,无法自行解决时及时向医生咨询,防止患者私自停药、减药。

(二)预后

虽然双相障碍可有自限性,但如果不加治疗,复发几乎是不可避免的。长期、反复的情感发作,可导致患者人格改变和社会功能受损。1/3的双相障碍Ⅰ型患者有慢性症状和明显的社会功能缺损。只有躁狂发作的双相障碍Ⅰ型比有抑郁发作者预后好。但双相障碍Ⅰ型伴混合特征或伴快速循环特征的预后更差。作为患者,必须加强服药依从性,按时足量服药。不要自觉症状已经缓解了就自行停药。其次,有研究表明,良好的生活方式和饮食控制也对病情有举足轻重的影响。另外,心理治疗和社会支持系统对预防本病复发也有非常重要的作用,应尽可能解除或减轻患者过重的心理负担和压力。帮助患者解决生活和工作中的实际困难及问题,提高患者应对能力,并积极为其创造良好的环境,以防复发。

五、思考题 ►►►

1. 本病例中除已选择的治疗方案外,还有哪些可行的备选治疗方案?

2. 双相障碍维持期治疗的治疗原则有哪些?

3. 如何评价典型和非典型抗精神病药物在躁狂发作治疗过程中的作用和利弊?

六、参考资料 ►►►

［1］陆林. 沈渔邨精神病学［M］. 6 版. 北京:人民卫生出版社,2018.

［2］MEILING M,WEI L,SHAOWEI Z,et al. Using aripiprazole to reduce antipsychotic－induced hyperpro－lactinemia:meta－analysis of currently availablerandomized controlled trials［J］. Shanghai Arch Psychiatry,2015,27(1):4-17.

［3］江开达. 精神药理学［M］. 2 版. 北京:人民卫生出版社,2011.

（李　红　郝以辉）

第五章 抑郁障碍

案例 14 单次发作抑郁障碍，重度，不伴精神病性症状

一、病历资料汇总

1. **一般资料** 患者梁某某，女，52 岁，农民，高中文化。

2. **主诉** 心情不好 2 个月，伴失眠 2 周。

3. **现病史** 2 个月前无明显诱因出现心情不好，高兴不起来，对什么事情都提不起兴趣，平时喜欢的打牌也不愿去了，不愿出门，不愿与人交流。自感脑子反应迟钝，思考问题困难，做事犹豫不决，记忆力下降。自觉不如他人，对什么事情都发愁，什么事情也都做不好。有时唉声叹气，哭泣。觉得生活没有意思，有不想活的想法，因顾及家人未实施。心烦、急躁，有时反复想事，明知没有必要，但难以控制。无食欲，有时恶心，进食量明显减少，全身无力。曾就诊于当地诊所，服用"健胃消食片"药物治疗，症状未改善。1 个月前至当地县人民医院消化科门诊就诊，行抽血化验（血常规、肝功能、肾功能）、钡餐、彩超（心脏、肝胆脾胰、甲状腺）等，诊断为"慢性胃炎"，给予"莫沙必利、吗丁啉"等药物治疗，效果欠佳。后至当地市人民医院消化科门诊治疗，查胃镜示"胆汁反流性胃炎"，心电图未见明显异常，诊断为"胆汁反流性胃炎"，改服"奥美拉唑、莫沙必利"治疗，效果欠佳。2 周前出现失眠，主要表现为入睡困难、早醒。为求进一步诊治，遂至精神科门诊，查心理测验：汉密尔顿抑郁量表（HAMD-17）评分 26 分，汉密尔顿焦虑量表（HAMA）评分 12 分，躁狂量表（YMRS）评分 3 分，耶鲁-布朗强迫量表（Y-BOCS）评分 16 分。门诊以"抑郁发作"收入院。本次发病以来，神志清，精神欠佳，饮食欠佳，睡眠障碍，大小便正常，近 2 个月体重下降约 3 kg，无兴奋、话多及自杀行为。

4. **既往史** 患"胆汁反流性胃炎"2 个月，服用"奥美拉唑、莫沙必利"等药物治疗，效果欠佳。否认高血压、脑血管疾病病史，否认糖尿病、心脏病、肝炎、结核、疟疾等病史，否认手术、输血、外伤史，否认食物过敏史，对青霉素过敏，表现为全身皮肤红疹、瘙痒。

5. **个人史** 足月顺产，自幼生长发育与同龄人无异，7 岁上小学，高中毕业，学习成绩良好，有 1 兄 1 妹，平素关系一般。

6. **婚姻史** 已婚，23 岁结婚，爱人体健，夫妻关系和睦，有 1 子 1 女。

7. **月经生育史** 初潮 15 岁，5/30 d，绝经年龄 48 岁。平素月经周期规律。妊娠 2 次，生产 2 次，无流产、早产、手术产、死产，育有 1 子 1 女，均为顺产。

8. **病前性格** 开朗。

9. **家族史** 父母、1 兄、1 妹、1 子、1 女健康状况良好，否认有类似疾病，否认家族遗传病史。

10. **体格检查** T 36.50 ℃，P 79 次/min，R 18 次/min，BP 120/80 mmHg，心肺听诊无异常，余躯

体检查及神经系统检查未发现阳性体征。

11. 精神检查

（1）一般情况：意识清晰，时间、地点、人物定向力完整。衣着整齐。接触交谈配合，语速缓慢，对答切题。食欲差，睡眠差。

（2）感知觉障碍：无感知觉障碍。

（3）思维障碍：思维迟缓，强迫观念。

（4）情感活动：情绪低落，表情愁眉不展，情感反应协调。

（5）注意力减弱，记忆力减退，智能正常（智力水平与受教育程度相符合）。

（6）意志行为：意志活动减退。

（7）自知力：存在。

12. 辅助检查

（1）血常规、肝功能、肾功能、钡餐、彩超（心脏、肝胆脾胰、甲状腺）、心电图均未见明显异常，胃镜示"胆汁反流性胃炎"。

（2）心理测验：HAMD-17 评分 26 分，HAMA 评分 12 分，YMRS 评分 3 分，Y-BOCS 评分 16 分。

二、诊断与诊断依据

（一）诊断

①单次发作抑郁障碍，重度，不伴精神病性症状；②胆汁反流性胃炎。

（二）诊断依据

1. 症状学标准　患者主要表现为情绪低落、兴趣减退、愉快感缺失、精力下降，自卑，思维迟缓，记忆力下降，消极观念，意志活动减退，食欲减退，睡眠障碍。

2. 严重程度标准　日常工作、生活及交往明显受损。

3. 病程标准　达到上述严重程度的总病程为 2 个月。

4. 排除标准/鉴别诊断

（1）器质性精神障碍：是指由于脑部疾病或躯体疾病引起的精神障碍，前者常称为脑器质性精神障碍，如脑外伤等。躯体疾病所致精神障碍是由脑以外的躯体疾病引起的，比如躯体感染等。患者否认病前有外伤、发热、抽搐或意识丧失等情况发生，入院躯体检查及神经系统检查未见明显异常，故暂不考虑该诊断。

（2）精神活性物质所致精神障碍：是指与精神活性物质，如酒精、烟草、镇静催眠药、毒品等相关的精神障碍，精神症状的出现与精神活性物质滥用相关。患者否认既往有精神活性物质滥用情况，故暂不考虑该诊断。

（3）精神分裂症：通常以思维障碍和情感淡漠等精神病性症状为主，如荒谬离奇的妄想、多种妄想同时存在，评论性、争论性幻听等，精神活动之间的协调性缺乏，病程多为发作性进展或持续性进展，缓解期常有残留的精神症状。抑郁障碍以情绪低落为主要症状，精神病性症状不具有精神分裂症的症状特点，精神活动之间存在一定的协调性。故二者可予以区别。

（4）双相障碍：是心境障碍的一个主要疾病亚型，在抑郁发作的基础上，存在一次及以上的符合躁狂/轻躁狂的发作史。该病例患者否认既往躁狂/轻躁狂的发作史，故暂时可排除该诊断。

思维引导 1

精神障碍的诊断原则,具体如下。

1. 症状学诊断　由于大多数精神障碍病因不明,精神障碍的病因学诊断还有待学科发展和研究突破,因此国际疾病分类和诊断系统中的精神和行为障碍基本采用症状学分类原则。

2. 等级诊断　精神科诊断"功能性"精神障碍之前首先要排除器质性障碍和物质依赖,即排除"更高级别的诊断"之后,才能作出该类疾病的诊断。

3. 共病诊断　共病主要有三种情况:①A 与 B 同时存在,但相互独立、具有不同的病因;②A 与 B 同时存在,但可能具有一些相同的病理基础;③A 与 B 先后存在,但可能具有一些相同的病理基础。

4. 精神障碍 SSD 诊断思路　即首先确认症状(symptoms,S),然后从症状构筑综合征(syndrome,S),由综合征引出各种可能的假设诊断(hypothesis diagnoses,D1),通过鉴别诊断(differentiated diagnoses,D2),最终作出疾病分类学诊断(nosology diagnosis,D3)。

三、治疗过程

1. 选用氟伏沙明单一用药治疗。

2. 第 1～2 天,氟伏沙明片 50 mg qn(晚餐后服用可减轻药物所致的消化道不良反应),同时给予阿普唑仑片 0.4 mg hs 辅助改善睡眠。患者睡眠较前改善,但情绪低落、意志活动减退、食欲减退等症状未改善。

3. 第 3～4 天,氟伏沙明片 75 mg/d(早餐后 25 mg,晚餐后 50 mg),阿普唑仑片 0.4 mg hs,仍有情绪低落、意志活动减退、食欲减退等症状。

4. 第 5～6 天,氟伏沙明片 100 mg/d、阿普唑仑片 0.4 mg hs,其间患者出现恶心,仍情绪低落、意志活动减退、食欲减退。

5. 第 7～8 天,氟伏沙明片 150 mg/d、阿普唑仑片 0.4 mg hs,患者睡眠进一步改善,日间活动较前增加,进食量较前增加。

6. 第 9～10 天,氟伏沙明片 200 mg/d、阿普唑仑片 0.4 mg hs,患者大便干结,排便困难,嘱患者增加蔬菜水果的摄入,多饮水、多运动,促进排便。患者睡眠改善,日间活动进一步改善,进食量较前增加

7. 第 11～13 天,氟伏沙明片 200 mg/d 维持不变,患者睡眠改善,逐渐停用阿普唑仑。恶心症状减轻,日间活动增多,消极观念减少,办理出院,回家继续服药治疗,定期门诊复诊。

8. 第 14～30 天,氟伏沙明片 200 mg/d 继续维持不变,患者食欲改善,未出现恶心等消化道症状。患者不再有消极观念,心情较前好转,反复想事明显减少,日间活动增加,进食量达到以前正常的水平。

9. 第 1～3 个月,氟伏沙明片 200 mg/d 继续维持不变,开始做自己感兴趣的事情,主动与人交流、交往,日常生活能力恢复到以前正常的水平。食欲好,体重较前增加,遵医嘱调整饮食结构,并进行适当的体育锻炼,体重增加在可接受范围,患者病情稳定。

10. 第 4～9 个月,氟伏沙明片 200 mg/d 继续维持不变,排便正常。其间查肝功能、肾功能、性激素水平、血药浓度等均在正常水平。患者情绪良好且稳定,与人正常交流,家务事、农活都能主动做,有时做自己感兴趣的事情,比如打牌、跳广场舞。

11. 第 10～24 个月,氟伏沙明片 100 mg/d 继续维持治疗,逐渐减量,直至停用。

思维引导2

与其他抗抑郁药物相比,氟伏沙明有以下几项优势:①疗效相当,复发率低;②氟伏沙明能提高血清褪黑素浓度,从而改善睡眠;③与σ-1受体具有高亲和力,发挥保护认知的作用;④不良反应少,安全性高,增加体重的不良反应较少。

四、护理要点与预后

(一)护理要点

1. 心理干预　鼓励家人主动与患者交流,了解患者内心所想以及心理上存在的问题。若出现异常思维想法或者行动,要及时给予纠正。

2. 按时服药　医护人员应交代详细的用药事项以及可能产生的不良反应,强调遵医嘱用药,不能自行加减药物。

3. 安全环境　为患者创造一个温暖、安全的家庭环境。将能够对患者造成伤害的危险物品,如刀具、绳子、杀虫剂等收起来,药物由家属保管。

4. 适量运动　让患者多参与一些体育活动来释放能量,例如慢跑、散步、有氧健身操等。

5. 充足睡眠　白天尽量不要让患者睡觉,避免白天睡眠过多而导致晚上睡眠差。若睡眠很困难,可遵医嘱服用睡眠药物。

(二)预后

抑郁障碍的预后特点如下:①复燃和复发率高;②存在残留症状;③心理社会功能恢复与临床症状消除的不同步性。

思维引导3

抑郁障碍的康复并不能仅仅按照症状学指标来衡量,痊愈不仅要求症状消失,还应包括患者的心理社会功能恢复正常,抑郁障碍的康复应该是从临床症状、心理、社会、职业等方面的全面康复。由于其高发病率、复发率、致残率,无论对患者的心理社会功能、生活质量还是社会功能都造成了许多的影响。因此抑郁障碍的康复技术需要更多的关注和研究。

五、思考题

1. 抑郁障碍的临床表现是什么?
2. 抑郁障碍的诊断标准及鉴别诊断是什么?
3. 伴有精神病性症状的重度抑郁发作与精神分裂症如何进行鉴别?
4. 临床上常用的抗抑郁药物有哪些?

六、参考资料

[1]陆林.沈渔邨精神病学[M].6版.北京:人民卫生出版社,2018.

[2]郝伟,陆林.精神病学[M].8版.北京:人民卫生出版社,2018.

[3]柳进,阎丹峰.氟伏沙明临床应用专家建议[J].中国心理卫生杂志,2019,33(10):721-727.

(王源莉　李淑英)

案例 15 复发性抑郁障碍，目前重度发作，不伴精神病性症状

一、病历资料汇总

1. 一般资料 患者宋某某,女,25 岁,研三学生。

2. 主诉 心情不好 4 年,再发 3 月余,加重 1 周。

3. 现病史 4 年前读大三时因感情问题出现心情不好,整日闷闷不乐,经常回想一些不开心的事情。上课时注意力不能集中,学习效率低,曾有 1 门功课挂科。自卑,认为自己事事不如别人,不愿与老师同学交流。心烦,悲观消极,觉得生活没有意思,有不想活的想法,因怕疼未实施。曾就诊于当地精神病医院,查心理测验(未见报告单)提示抑郁症,服药(具体药物不详)治疗 2 d,因出现恶心、呕吐自行停药。去过学校的心理咨询室,做过几次心理咨询。后来坚持跑步,逐渐好转。3 个月前因学业、感情及工作原因再次出现心情不好,脑子反应迟钝,感觉大脑像生了锈一样,认为自己变笨了。做事提不起兴趣,不愿与老师、同学交流。记忆力下降,注意力不能集中。心烦、哭泣,自卑,有无助感,不愿出门。自责,认为自己很没用,认为自己拖累了父母。1 周前上述症状加重,悲观绝望,有不想活的想法,曾拿刀划伤左手腕。后被家人及时发现,急诊至当地医院,查血常规、肝功能、肾功能、心电图、头颅磁共振均未见明显异常,查心理测验显示,HAMD-17 评分 31 分,YMRS 评分 4 分。给予对症处理,后前来就诊,以"复发性抑郁障碍"收入院。自发病来,饮食正常,睡眠欠佳,大小便正常,体重未见明显变化。

4. 既往史 否认重大躯体疾病史。

5. 个人史 无特殊,病前性格内向;否认精神活性物质使用史。

6. 婚姻史 未婚。

7. 月经生育史 13 岁月经初潮,平时月经周期规律,无痛经等不适。未育。

8. 家族史 父母体健,有一弟体健。一个姑姑患"抑郁症",长期服药,目前病情稳定。有一表姐患"抑郁症",已治愈。

9. 体格检查 生命体征平稳,心肺听诊无异常,躯体及神经系统检查未查及阳性体征。

10. 精神检查

(1)一般情况:意识清晰,时间、地点、人物定向力正确。衣着整洁得体。接触交谈合作,言语表达流畅,语速缓慢,对答切题。食欲正常,睡眠较差。

(2)感知觉障碍:无感知觉障碍。

(3)思维障碍:思维迟缓,表现为脑子反应慢,感觉大脑像生了锈一样,认为自己变笨了。

(4)情感活动:情绪低落,表情愁苦,情感反应协调。

(5)注意力减弱,记忆力减退,智能正常(智力水平与受教育程度相符合)。

(6)意志行为:意志活动减退,有自杀行为。

(7)自知力:存在。

11. 辅助检查 1 周前在外院行血常规、肝功能、肾功能、心电图、头颅磁共振均未见明显异常,HAMD-17 评分 31 分,YMRS 评分 4 分。

二、诊断与诊断依据

(一)诊断

复发性抑郁障碍,目前为不伴精神病性症状的重度抑郁发作。

(二)诊断依据

1. 症状学标准 以情绪低落、思维迟缓、兴趣度减退为主要表现,存在自责、自我评价低,回避人际交往,同时存在自杀行为、睡眠障碍,但不伴有精神病性症状。

2. 严重程度标准 日常生活及社会功能受损。

3. 病程标准 达到上述严重程度的总病程已有4年,再发3月余。

4. 排除标准/鉴别诊断

(1)双相障碍:是在抑郁发作的基础上,既往或现在出现情感高涨、思维奔逸、活动增多等躁狂综合征的表现。该病例否认既往躁狂/轻躁狂的发作史,故暂时可排除该诊断。

(2)焦虑障碍:焦虑障碍和抑郁障碍常同时出现。焦虑障碍的主要特点是"害怕、恐惧、担心",抑郁障碍则以"情绪低落"为核心表现。焦虑障碍患者情感表达以焦虑、脆弱为主,存在明显的自主神经功能紊乱及运动性不安,抑郁障碍以情绪低落为主要临床相,患者自我感觉不良,躯体化症状较重的患者会伴有疑病症状。临床工作中需要根据症状主次及其出现的先后顺序来进行区别。

(3)分裂情感性障碍:抑郁症状群符合抑郁发作的症状标准,但幻觉妄想达不到精神分裂症的症状标准,且出现时间明显晚于抑郁症状。该患者以情绪低落为主要症状,不符合分裂情感性障碍两组症状"同样突出""同时出现或相差几天"的特点,故暂时不考虑该诊断。

(4)躯体疾病所致精神障碍:抑郁障碍与躯体疾病之间有以下几种情况。①躯体疾病是抑郁障碍发生的诱因,即躯体疾病作为抑郁障碍的心理学因素存在。②躯体疾病是抑郁障碍的直接原因,即作为抑郁发生的生物学原因,如内分泌系统疾病所致抑郁发作。③抑郁障碍是躯体疾病的直接原因,如抑郁伴随的躯体症状。鉴别诊断时通过全面询问病史,详细的躯体及神经系统检查,以及辅助检查获得的重要诊断依据进行区分。④躯体疾病与抑郁障碍共病,没有直接的因果关系,但二者之间具有相互促进作用。

思维引导 1

对于疑似抑郁障碍的患者,除了进行全面的躯体检查及神经系统检查外,还要注意其他辅助检查及实验室检查。在 ICD-11 中诊断复发性抑郁障碍,目前为不伴精神病性症状的重度发作,需要满足复发性抑郁障碍的定义性需求,同时目前处于程度严重的抑郁发作,且发作中不存在妄想或幻觉。

三、治疗过程

1. 选用文拉法辛缓释片单一抗抑郁药物治疗。

2. 第1~2周,文拉法辛缓释片从75 mg/d起始,一般2周内见效。患者夜间睡眠差,同时给予阿普唑仑片0.4 mg hs辅助改善睡眠。

3. 第3~12周,文拉法辛缓释片150 mg/d。第3周出现睡眠增多,逐渐停用阿普唑仑片。其间病情稳定,遵医嘱进行适量的体育锻炼。

4. 第4~9个月,文拉法辛缓释片150 mg/d维持不变。患者病情稳定,已工作。

5.第 10~24 个月,文拉法辛缓释片缓慢减量直至停用。

思维引导 2

5-羟色胺(5-hydroxytryptamine,5-HT)综合征是抗抑郁药物的不良反应之一,临床表现为包括恶心、呕吐、颜面潮红、多汗、心动过速、震颤、腱反射亢进、肌张力增高等,病情进展时可出现高热、呼吸困难、抽搐、肾衰竭、休克和死亡。需要早发现、早确诊、及时停药,并进行内科紧急处理。

撤药综合征也是抗抑郁药物的不良反应,约 20% 患者在服药一段时间后停药或减药时出现。应避免在短期内快速撤药,防止撤药综合征的出现。

目前尚无肯定结论证实抗抑郁药与自杀的关系,但在治疗初期仍应注意评估自杀风险,在整个治疗过程中也需要对自杀风险进行评估。

四、护理要点与预后

(一)护理要点

1.**风险防范**　家属需要负责看管危险物品,不要让患者独处。

2.**良好的治疗环境**　尽量为患者提供良好的环境,减少患者负性情绪体验。

3.**合理饮食**　尽量选择患者平时爱吃、容易消化的食物。

4.**增加陪伴**　可以减少孤独感,让患者感受到有人跟他一起面对疾病。

5.**细心观察**　抑郁障碍患者往往心思细腻,家属如果能够细心观察患者情绪的变化,可以减少患者负面情绪持续的时间。

6.**足够的耐心**　家属要有足够的耐心鼓励患者坚持治疗。

7.**及时沟通**　家属要及时与医生沟通患者病情变化、治疗反应、药物不良反应等。

(二)预后

抑郁障碍患者经过抗抑郁治疗后,大部分患者的抑郁症状可缓解或显著减轻,但仍有约 15% 的患者无法达到临床治愈。首次抑郁发作缓解后约半数患者不再复发,但对于 3 次发作及以上或是未接受维持治疗的患者,复发风险可高达 90% 以上。

五、思考题

1.如何区分抑郁障碍与焦虑障碍?

2.如何对抑郁障碍和双相障碍进行鉴别诊断?

3.抗抑郁药物最常见的不良反应是什么?

4.5-HT 综合征的临床表现是什么?

六、参考资料

[1]郝伟,陆林.精神病学[M].8 版.北京:人民卫生出版社,2018.

[2]李凌江,马辛.中国抑郁障碍防治指南[M].2 版.北京:中华医学电子音像出版社,2015.

(王源莉　李淑英)

第六章　焦虑障碍

案例 16　广泛性焦虑障碍

一、病历资料汇总

1. **一般资料**　患者王某某,男性,35 岁,公司职员。

2. **主诉**　紧张、过分担心、睡眠差 6 个月。

3. **现病史**　6 个月前因工作升职、压力大出现紧张,担心多,害怕工作细节出错,被领导批评,被同事指责等,即使这些事情并没有发生过。觉得自己无法放松下来,无时无刻不在担心。夜间眠差,入睡困难,眠浅警觉;白天精神欠佳,注意力不集中,工作效率下降,易出错,因此更加紧张担心,甚至想辞职不干,因担心过多无法控制而自觉痛苦,但没有过于消极的想法及轻生的念头。心烦时伴发作性胸闷、心慌、冷汗、头晕、头痛等躯体症状,心烦时多见,持续约数分钟,休息后可缓解。曾至中医科、神经内科、心内科就诊,查头颅、胸部 CT、心电图等检查未见明显异常。曾口服中药,具体不详,身体不适症状有缓解,但仍觉易心烦担心,紧张不安,自觉对工作、生活影响大,因此来诊。自发病以来,一般情况可,饮食、睡眠欠佳,两便正常,体重减轻约 3 kg。

4. **既往史**　否认重大躯体疾病史。

5. **个人史**　无特殊,病前性格内向、少语。

6. **婚姻史**　24 岁结婚,夫妻关系和睦,育 1 女,现就读小学一年级。

7. **家族史**　父母体健;兄妹 2 人,1 妹体健。否认两系三代遗传性精神疾病史。

8. **体格检查**　生命体征平稳,心肺听诊无异常,躯体及神经系统检查未发现阳性体征。

9. **精神检查**

(1)意识:意识清晰,时间、地点、人物定向完整。

(2)仪态:衣着整洁、得体,肢体动作自然。

(3)面部表情:表情稍显紧张。

(4)接触交谈:主动合作,问答切题,言语表达流畅,逻辑清晰,语速适中。

(5)感知觉:否认存在感觉、知觉及感知觉综合障碍。

(6)思维:否认存在妄想、强迫性思维等,无思维奔逸、思维迟缓。

(7)情感:情感反应协调,情绪焦虑,称一直都感到紧张不安,担心不好的事会发生,但无明确事件。伴情绪稍低落,自信心减退等。

(8)意志行为:意志活动减退,无明显激越行为,无消极言语、行为。无自伤自杀观念、行为。

(9)食欲:食欲减退,体重稍有下降。

(10)睡眠:失眠,入睡困难,睡眠浅等。

（11）智能：正常，与受教育程度相符合。

（12）自知力：存在。

10.辅助检查 3个月前外院查心电图为窦性心律，心率88次/min；头部、胸部CT平扫未见明显异常；甲状腺功能未见明显异常。

入院心理测试：焦虑自评量表评分77分、HAMA评分27分、HAMD评分13分。

二、诊断与诊断依据

（一）诊断

广泛性焦虑障碍。

（二）诊断依据

1.症状学标准 以突出的、持续性的精神性焦虑为主要表现，伴随自主神经功能紊乱如胸闷、心慌，头晕、多汗等躯体性焦虑症状。

2.严重程度标准 日常生活受到影响，社会功能受损。

3.病程标准 达到上述严重程度的总病程6个月。

4.排除标准/鉴别诊断

（1）躯体疾病相关性焦虑：脑器质性疾病、甲状腺功能亢进、低血糖、嗜铬细胞瘤、系统性红斑狼疮等均具有焦虑症状，通过进行相关疾病的临床和实验室检查可明确诊断，此时不单独诊断焦虑障碍。此外，代谢综合征、高血糖、糖尿病、心脑血管疾病等，常常是焦虑的器质性因素，同时患者对疾病的焦虑反应也会加重原发病，应当重视焦虑症状的治疗。

（2）药源性焦虑：许多药物在长期应用、过量、中毒、戒断时可导致典型的焦虑症状。如哌甲酯、甲状腺激素、类固醇、茶碱，抗精神病药物过量使用，酒精、镇静催眠类药物戒断症状等，根据患者服药史可作出鉴别诊断。

（3）精神障碍相关性焦虑：几乎所有精神障碍都伴有焦虑症状，但应根据诊断阶梯的优先级别进行诊断。如精神分裂症患者伴发焦虑时往往与其具体精神症状密切相关，只要存在精神症状，符合精神分裂症诊断，就不作出广泛性焦虑的诊断。

（4）抑郁发作：患者的某些轻度抑郁的症状为继发于焦虑症状的基础之上，目前暂不存在抑郁症的核心症状表现，如持续性的情绪低落、兴趣减退、动力缺失等，因此不考虑该诊断。

思维引导1

广泛性焦虑障碍的症状表现如下。

（1）精神性焦虑：过度担心是焦虑症状的核心表现，基本特征是持续且泛化的焦虑体验，并不局限于或者仅见于某些特定的场景或者外部环境（即"自由浮动"）。患者有紧张、恐慌的体验，为某些事件感到担忧，尤其是对现实生活中可能发生的事件，思虑过度，忧心忡忡，其担心程度往往与现实不相符（即"预期焦虑"）。

（2）躯体性焦虑：表现为运动性不安、肌肉紧张。运动性不安表现为搓手顿足，不能静坐，无目的的小动作增多等。肌肉紧张表现为主观上的一组或多组肌肉不适，酸痛，多见于胸、颈部、肩背部肌肉，甚至肢体震颤、发音震颤等。紧张性头痛常见。

（3）自主神经功能紊乱：表现为心动过速、胸闷气短、头晕头痛、出汗或皮肤苍白、口干、面色潮红、胃部不适、恶心、呕吐，腹痛、腹胀、腹泻、便秘或尿频等症状，可也能出现性功能异常如月经紊乱、早泄、勃起功能障碍、性欲减退等症状。

满足广泛性焦虑障碍的基本症状,在 ICD-10 中病程至少在 6 个月以上,而在 ICD-11 中病程至少持续数月,且大部分时间都存在,同时焦虑症状并非由躯体疾病、精神活性物质滥用或药源性焦虑、其他类型精神障碍所致时,该诊断成立。

三、治疗过程

(一)药物治疗

帕罗西汀和丁螺环酮联合治疗,具体方案如下。

1. 帕罗西汀片 第 1~2 周 10 mg/d,患者药物耐受情况可,第 3~4 周加至 20 mg/d 并维持;患者症状逐渐控制,继续维持当前剂量巩固治疗 5 个月。

2. 丁螺环酮片 第 1~2 周 5 mg/次,一日三次,患者药物耐受情况可,第 3~4 周加至 10 mg/次,一日三次;继续维持当前剂量巩固治疗 5 个月。

3. 阿普唑仑 短期应用改善睡眠质量。

第 1~2 周每晚 0.4 mg,第 3~4 周睡眠改善后减量至每晚 0.2 mg,随后根据患者睡眠情况,按需口服至逐渐停用。

(二)支持性心理治疗

治疗目的:配合药物治疗,协助患者分析相关心理机制,理解症状,增强患者服药依从性。

1. 解释指导 帮助患者明白焦虑的性质,改变患者对焦虑症状的认知以及学习应对焦虑症状带来的痛苦,鼓励其培养健康的生活方式,适当锻炼身体等。

2. 支持鼓励 鼓励患者充分利用自身潜力,调动患者积极性,帮助其树立战胜疾病的信心,提高服药依从性。

3. 挖掘可利用"资源" 协助患者对事件进行正确评估和了解,发掘可利用的内部、外部"资源",并应用这些"资源"去获得支持,应对心理挫折和困境。

4. 放松训练 鼓励患者参与放松训练,如瑜伽、冥想以及肌肉放松疗法等。

(三)物理治疗

物理治疗包括生物反馈疗法、重复经颅磁刺激、经颅直流电刺激等。

思维引导 2

治疗广泛性焦虑障碍的药物包括抗焦虑药和抗抑郁药。

1. 抗焦虑药 包括苯二氮䓬类、阿扎哌隆类、β 受体阻滞剂等。

(1)苯二氮䓬类药物:具有起效快,对焦虑的躯体症状更为有效,但长期应用有成瘾性的特点。包括阿普唑仑、氯硝西泮、劳拉西泮、奥沙西泮等。因可能出现药物依赖,临床上很少单独应用苯二氮䓬类药物作为广泛性焦虑的长期治疗。

(2)阿扎哌隆类药物:包括丁螺环酮、坦度螺酮等,是 5-HT1A 受体的部分激动剂,一般起效较慢,维持治疗 3 周左右才有明显的治疗效果,临床多与其他类型药物联用抗焦虑治疗,较少单独应用。

(3)β-受体阻滞剂类药物:主要包括普萘洛尔、阿替洛尔等,该类药物对广泛性焦虑的疗效并不确切,因此多做为辅助治疗用药。

2.抗抑郁药　SSRIs、SNRIs和三环类抗抑郁药等均对广泛性焦虑有效,且药物不良反应较少,患者接受性好,已经成为治疗广泛性焦虑障碍的常用药物。帕罗西汀、文拉法辛、度洛西汀、艾司西酞普兰等,目前已在临床上广泛应用。三环类抗抑郁药如阿米替林等对广泛性焦虑也有较好的疗效,但因其较强的中枢镇静、抗胆碱能作用以及心血管不良反应等导致其应用受限。

四、护理要点和预后

(一)护理要点

1.评估注意事项　患者对于自身不适过度关注,甚至夸张描述以引起关注,因此采集患者信息时应当客观,可采用询问本人及家属、量表测量等方式进行。

2.保障患者安全　密切观察患者情绪变化,做好安全检查,避免环境中的危险因素和不安全因素。

3.满足患者生理需求,提高躯体舒适度　提供基础护理,对于躯体不适的症状注意区别是生理还是心理的问题所致,及时向主管医生反馈。

4.建立良好的医患关系,协助患者接受症状　给予支持性心理护理,耐心倾听,理解和尊重患者的症状,帮助患者接受自身症状。

(二)预后

广泛性焦虑障碍的病程多为慢性,波动性病程,约1/2患者会出现病情反复,症状迁延。发病年龄较小、症状严重、家庭功能不良、社会适应不良,以及与其他精神障碍共病的患者预后不佳。

五、思考题

1.广泛性焦虑障碍的临床表现有哪些?
2.简述广泛性焦虑障碍的诊断与鉴别诊断。
3.广泛性焦虑障碍的治疗原则是什么?

六、参考资料

[1]陆林.沈渔邨精神病学[M].6版.北京:人民卫生出版社,2018.
[2]郝伟.陆林,精神病学[M].8版.北京:人民卫生出版社,2018.
[3]吴文源.焦虑障碍防治指南[M].北京:人民卫生出版社,2010
[4]唐宏宇.方贻儒,精神病学[M].北京:人民卫生出版社,2014.

(张延妍　成　军)

案例 17　社交焦虑障碍

一、病历资料汇总

1. 一般资料　患者刘某某,女性,29 岁,无业。

2. 主诉　不敢与人交往 6 年。

3. 现病史　6 年前患者参加工作后自觉工作压力大,后逐渐出现与人交往时容易紧张,特别是与上级领导、异性同事交流时,会控制不住紧张,不由自主脸红,心跳加快,满头大汗,说话结巴,不敢与人对视,严重时说不出话,紧张发抖,因不能与异性同事互动,工作受到影响。在意他人对自己的评价,害怕别人觉得自己"奇怪"。后在领导安排下需要公开演讲,在公众面前发言会害怕、恐惧、心慌、大脑一片空白、口干舌燥等,完全无法正常继续,甚至出现回避行为。因此辞职,在家中工作,不与人接触时基本一切正常。后与网络交友对象见面时上述情况再次出现,仍无法自然表现,紧张不安,无法正常与人交流,因此主动来医院就诊。自发病来一般情况可,饮食、睡眠及两便情况未见明显异常,体重未见明显变化。

4. 既往史　否认重大躯体疾病史。

5. 个人史　无特殊,病前性格内向、少语。

6. 婚姻史　未婚。

7. 月经生育史　初潮 13 岁,4～6 d/28～31 d,末次月经 8 月 13 日,月经量中等,颜色暗红,无血块、异常分泌物,行经正常,无痛经、月经不调等症状。暂未生育。

8. 家族史　父母体健;姐妹 2 人,1 妹体健。否认两系三代遗传性精神疾病病史。

9. 体格检查　生命体征平稳,心肺听诊无异常,躯体及神经系统检查未发现阳性体征。

10. 精神检查

(1)意识:意识清晰,时间、地点、人物定向完整。

(2)仪态:衣着整洁、得体,无怪异姿态。

(3)面部表情:表情紧张不安,对待异性医生时有明确的目光回避,脸红、流汗等症状表现,经医生逐步安抚后逐渐放松。

(4)接触交谈:合作,主动,问答切题,言语表达流畅有序,语速适中。

(5)感知觉:否认存在错觉、幻觉及感知觉综合障碍等症状。

(6)思维:思维连贯,联想速度适中,稍显敏感,不自信,未引出妄想、强迫性思维等思维障碍。

(7)情感:情感反应协调,情绪焦虑,在提到与领导、异性等社交场景时明显表现慌张、胆怯。

(8)意志行为:无明显意志行为异常。

(9)食欲:无食欲异常,体重无明显增加或下降。

(10)睡眠:睡眠正常。

(11)智能:正常,智力水平与受教育程度相符合。

(12)自知力:存在。认为自己的症状异常,且无法自我调整,需要接受治疗。

11. 辅助检查　1 个月前外院体检:血常规、肝功能、肾功能、血糖、血脂、甲状腺功能、传染病四项、肝胆胰脾、颈部血管及甲状腺、心脏彩超等均未见异常;心电图:窦性心律,心率 85 次/min;头颅 CT 平扫未见明显异常。

入院心理测试:焦虑自评量表评分 60 分、HAMA 评分 23 分、HAMD 评分 9 分、艾森克人格测试结果:内外向性(E)30,神经质(N)70,精神质(P)40,谎造或自身隐蔽(L)30。

二、诊断与诊断依据

(一)诊断

社交焦虑障碍。

(二)诊断依据

依据 ICD-11 诊断系统,目前符合社交焦虑障碍的诊断标准。

1. 症状学标准 患者核心症状是社交焦虑,并发生于特定的社交情景,且存在明确的社交回避表现,如回避目光对视、躲避社交场合。担心的焦点为个人的行为举止会被他人做出负性评价,因此出现无法自控的、超乎寻常的强烈的焦虑、恐惧体验,可伴随躯体症状表现如面红耳赤、满头大汗、胸闷心慌、肢体震颤等。

2. 严重程度标准 存在社会功能受损,生活、工作、社交功能均受损。患者因此主动求治。

3. 病程标准 达到上述严重程度的总病程已有 6 年。

4. 排除标准/鉴别诊断

(1)器质性精神障碍:患者目前无器质性疾病基础,不考虑该诊断。

(2)精神分裂症:患者在社交场合会出现焦虑症状,与患者自身个性、担心被做出负性评价相关;精神分裂症患者回避社交则继发于关系妄想、被害妄想等精神症状之后,甚至可发展为社会退缩。但该患者自知力完全,有主动求治行为,因此不考虑该诊断。

(3)广泛性焦虑障碍:患者的焦虑症状出现在特定的社交情景以及有较为特定的社交人群,并非无明确对象的焦虑,虽然存在明确的焦虑情绪及自主神经症状,但不支持该诊断。

(4)场所恐惧障碍:患者的恐惧来源于社交情景,回避的原因并非对特定场所的恐惧,且不会因有人陪伴而感到放松,反而更加焦虑,因此不支持该诊断。

(5)正常羞怯:社交焦虑或害羞在正常人群中非常常见,即在人多的场合会出现羞怯不安、紧张焦虑等表现,但并不达到社交恐惧症的严重程度。

(6)躯体变形障碍:核心症状是对于社交的回避,是由于对于自己体貌变形的不良认知所导致,而与社交恐惧症患者恐惧社交中不良表现不同。

思维引导 1

社交焦虑或害羞在普通人群中非常常见,在某些阶段如青春期、正经历婚姻、职业转变等生活转变之时可能会更加突出。当这种焦虑使个体出现明显痛苦,恐惧以及不符合实际情况的担心紧张时,即发展成为社交焦虑障碍,病程标准 ICD-10 要求不少于 6 个月,而 ICD-11 则要求至少数月。

三、治疗过程

(一)药物治疗

帕罗西汀、丁螺环酮联合治疗,改善患者精神及躯体性焦虑症状。

1. 帕罗西汀片 第 1~2 周 10 mg/d.,患者药物耐受情况可,第 3~4 周加至 20 mg/d 并维持;患者症状逐渐控制,继续维持当前剂量巩固治疗 5 个月。

2. 丁螺环酮片 第 1~2 周为一次 5 mg,一天 3 次,患者药物耐受情况可,第 3~4 周加至一次

10 mg,一天 3 次,继续维持当前剂量巩固治疗 5 个月。

(二)心理治疗

心理治疗为社交恐惧症的主要治疗方法,协助患者理解症状的心理学相关机制,并尝试做出认知、行为上的改变。

1. 认知行为治疗　主要治疗技术包括识别自动思维、识别和纠正认知错误、真实性检验等,消除恐惧对象与焦虑反应之间的条件性联系,对抗回避反应,在此过程中尝试改变自己不合理的认知。

2. 系统脱敏疗法　每次半小时,每天 1 ~ 2 次,具体方法如下。①找出所有感到恐惧、焦虑的事件。②将事件按患者本人体验到的严重程度从低至高排列。③进入放松状态:选择舒适的环境,进行肌肉放松训练,体验并逐渐熟练掌握肌肉紧张和放松的区别。④想象脱敏训练:想象着某一等级的刺激事件。尝试清晰想象并感到紧张时停止想象并全身放松,随后重复以上过程直到不再对想象感到焦虑或恐惧,那么该等级的脱敏就完成了。⑤现实训练:熟练完成想象训练后,可以尝试现实训练,仍从低级至高级,尝试逐级暴露放松。

思维引导 2

《中国焦虑障碍防治指南》中推荐一线治疗药物为帕罗西汀,经研究证实其为 SSRIs 类药物中对社交恐惧症疗效最佳的药物。其他 SSRIs 类药物同样可以作为一线用药,尤其对于共病抑郁、惊恐、广泛性焦虑障碍或强迫症等疾病时均有疗效。此外,SNRIs 类药物如文拉法辛,其他类药物如丁螺环酮、安非他酮、非典型抗精神病类药物等,研究显示在临床应用过程中均有效。此外苯二氮䓬类药物如劳拉西泮、氯硝西泮等具有明确的控制焦虑恐惧的作用,在经历事件前半小时至 1 h 口服会有一定的疗效,但在应用时需要注意防止出现药物依赖的可能。

四、护理要点和预后

(一)护理要点

对于住院患者,护理上的短期目标主要有患者症状减轻或消失,基本生理及心理需求得到满足,协助患者接受自身症状,正确认识心理、社会因素等与疾病的关系;长期目标主要有协助患者有效运用心理学机制和技巧应对和控制不良情绪,减轻不适,获得家庭及社会支持,恢复社会功能。

(二)预后

焦虑恐惧障碍多为发作性病程,且不会随病程延长而症状加重,但其预后多与病程长短相关,病程较长者预后较差,反之则预后良好。多数患者在接受正规治疗后症状可好转或痊愈。该疾病的复发与社会因素密切相关,一般治愈患者如果不再经历相关社会事件,复发的风险较小。

五、思考题

1. 社交恐惧症的主要症状有哪些?
2. 社交恐惧症的鉴别诊断有哪些?
3. 社交恐惧症的心理治疗方法有哪些?
4. 恐惧症主要包括哪些疾病类型?

六、参考资料

[1]陆林.沈渔邨精神病学[M].6 版.北京:人民卫生出版社,2018.

[2]郝伟,陆林.精神病学[M].8版.北京:人民卫生出版社,2018.
[3]李凌江,陆林.精神病学[M].3版.北京:人民卫生出版社,2015.

（张延妍　成　军）

案例 18　惊恐障碍

一、病史资料汇总

1. 一般资料　患者宋某某,女性,45岁,农民。

2. 主诉　间断心慌、胸闷1月。

3. 现病史　1月前劳累后出现突发心慌,伴有胸闷不适、呼吸困难、手脚发麻、四肢无力、出汗、恶心、昏死过去的感觉,持续十几分钟,症状自行缓解,缓解后不能直立,直立后再次出现胸闷,家属打120急送至当地医院,电解质、心肌酶、肝功能、肾功能等检查均未见明显异常,胸部CT:左肺陈旧性病灶、肝脏钙化灶、肝内胆管结石,心脏彩超:三尖瓣少量反流,肝胆胰脾未见明显异常,双侧颈部动脉未见明显异常,冠状动脉造影未见明显异常,诊断为"①冠心病心绞痛;②惊恐发作;③心律失常偶发房性期前收缩;④胃炎",住院期间发作3次,常常担心自己会再次出现相似的症状,严重影响日常生活和工作,休息后缓解。1 d前为进一步治疗,前来就诊,以"惊恐障碍"收入院,自发病以来,食欲差,睡眠差,入睡困难,易醒,大小便正常,体重下降4 kg。

4. 既往史　2月前因宫颈息肉行"颈管息肉摘除术"。无高血压、心脏疾病病史,无糖尿病、脑血管疾病病史,无肝炎、结核、疟疾病史,预防接种史随社会计划进行。无外伤、输血史,无食物、药物过敏史。

5. 个人史　生于河南省许昌市,久居本地,无疫区、疫情、疫水接触史,无牧区、矿山、高氟区、低碘区居住史,无化学性物质、放射性物质、有毒物质接触史,无吸毒史,无吸烟、饮酒史,否认冶游史。

6. 婚姻史　已婚,21岁结婚,爱人体健,夫妻关系和睦。

7. 月经及生育史　初潮15岁,每次持续5~6 d/周期28 d。月经周期规则,月经量中等,颜色正常。无血块、无痛经;妊娠3次,生产1次,有流产,无早产、手术产、死产,无节育、绝育。育有1女,足月顺产。

8. 家族史　父母身体健康,1兄1弟身体健康,1女身体健康,否认两系三代内精神分裂症、分裂情感性障碍、双相障碍、抑郁障碍、精神发育迟滞等精神障碍病史。

9. 体格检查　生命体征平稳,躯体及神经系统检查未发现阳性体征。

10. 精神检查

(1)意识:意识清晰,时间、地点、人物定向完整。

(2)仪态:衣着整洁、得体。

(3)面部表情:表情焦虑、紧张不安。

(4)接触交谈:合作,问答切题,言语表达流畅,语速快。

(5)感知觉:感觉过敏,内感性不适。

(6)思维:未查及明确思维形式、思维内容障碍。

(7)情感:情绪焦虑、紧张,对未来担心。

(8)意志行为:意志行为减退,行为焦虑,坐立不安。

(9)食欲:食欲差,近1个月体重下降4 kg。

(10)睡眠:因情绪紧张,入睡困难。

(11)智能:与受教育程度相符合。

(12)自知力:存在。

11. 辅助检查

(1)胸部CT:左肺陈旧性病灶、肝脏钙化灶、肝内胆管结石。

(2)心脏彩超:三尖瓣少量反流、肝胆胰脾未见明显异常,双侧颈部动脉未见明显异常。

(3)血常规、电解质、心肌酶、肝功能、肾功能、甲状腺功能均未见明显异常。

汉密顿焦虑量表评分(14项)32分、HAMD-24评分18分。

二、诊断与诊断依据

(一)诊断

惊恐障碍。

(二)诊断依据

1. 症状学标准　患者多次无明显诱因出现突然心慌、胸闷,呼吸困难,伴有濒死感,预期焦虑,求助行为,不敢独处。

2. 病程标准　病程1个月,急性发作,持续数分钟,自行缓解,缓解期间可部分保持活动。

3. 严重程度标准　社会功能明显受损。

4. 排除标准/鉴别诊断

(1)器质性疾病:患者存在明确躯体不适症状,心慌、胸闷、呼吸困难,需要考虑器质性疾病可能性,但患者行心电图、心脏彩超、心肌酶、胸部CT检查,未见明显异常,询问病史,既往体健,无明确躯体疾病病史,发作过程中意识清楚,查体未见明确躯体疾病体征,暂可排除器质性疾病可能性。

(2)药物使用或精神活性物质滥用:使用某些药品如哌甲酯、甲状腺素、类固醇、茶碱、SSRIs/SNRIs、苯二氮䓬类药物等可导致惊恐发作;精神活性物质如酒、苯丙胺、可卡因等的使用或戒断,也可导致惊恐发作发生,详细询问患者病史,否认长期服用药品、精神活性物质使用病史,暂不考虑此诊断。

(3)抑郁发作:惊恐发作症状可继发于抑郁障碍,但患者否认持续性情绪低落体验,症状发作间期情绪尚稳定,否认持续性兴趣减退、快感缺失等体验,暂不诊断该病,继续观察患者病情变化,如果患者病情达到抑郁发作标准,按照等级诊断原则,则不应把惊恐障碍作为主要诊断。

(4)广泛性焦虑障碍:广泛性焦虑障碍的患者常常有不明原因的提心吊胆、紧张不安,显著的自主神经功能紊乱症状、肌肉紧张及运动性不安,惊恐障碍主要特点是突然发作的、不可预测的、反复出现的强烈的惊恐体验,根据患者症状特点,暂不考虑广泛性焦虑障碍可能;广泛性焦虑障碍与惊恐障碍常常合并出现,如果分别达到诊断标准,应分别列出。

思维引导1

临床评估包括:完整的病史采集、体格检查和精神检查,尤其是心率和血压的检测。

常用的评定量表有惊恐障碍严重度量表(Panic Disorder Severity Scale,PDSS)、惊恐相关症状量表(Panic-Associated Symptom Scale,PASS),评估焦虑水平的量表包括焦虑自评量表(self-rating anxiety scale,SAS)、广泛性焦虑量表(generalized anxiety disorder,GAD-7)和HAMA。

疾病鉴别相关的实验室及辅助检查包括血常规、血糖、甲状腺功能、心电图、心脏彩超、肾脏彩超、胸片、脑电图、头颅 CT/MRI 等。

三、治疗过程

惊恐障碍的规范化治疗程序见图 6-1，本例患者治疗过程如下。

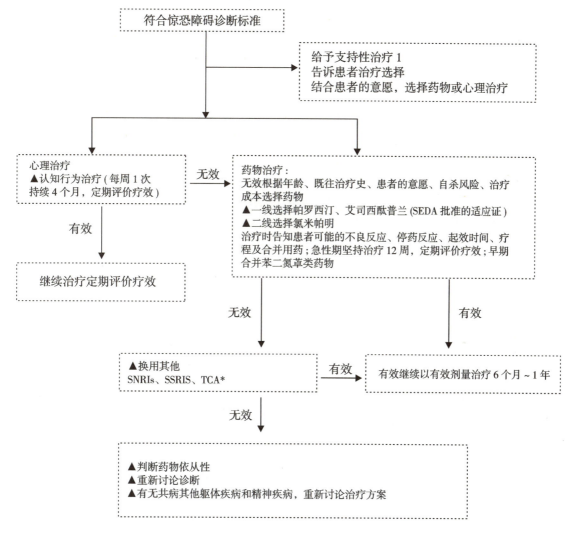

* 如果需要减药，要逐渐减药，防止停药过快，出现停药反应，减药时间至少需要 2~3 个月。
吴文源. 焦虑障碍防治指南 [M]. 北京：人民卫生出版社，2010.

图 6-1　惊恐障碍治疗的规范化程序

1. 选用 SSRI 类药物，帕罗西汀片作为主要治疗药物。

2. 第 1 周，帕罗西汀片 10 mg/d 作为起始量，逐渐增加药物剂量，服药期间，患者诉胃部不适，恶心，给予患者加用维生素 B_6 片，20 mg/d，帮助患者缓解药物不良反应症状；服药期间，患者仍有间断心慌、胸闷发作，发作时，给予患者阿普唑仑 0.2 mg，缓解患者急性焦虑发作症状；患者晚上睡眠欠佳，入睡困难，给予患者阿普唑仑 0.4 mg/d 口服；给予患者认知疗法，让患者认识到，症状的出现，是因为躯体性焦虑导致的结果,症状发作时应放松情绪,不要过度担心心脏病和肺部疾病的问题,发作间期,应多做一些事情,减少躯体关注。

3. 第2周末,药物逐渐加量至帕罗西汀片 40 mg/d,维持维生素 B$_6$ 片 20 mg/d 治疗,患者心慌、胸闷发作较前减少,发作时不需应用苯二氮䓬类药物,通过自我放松方式可使症状得到缓解,行心理测试示:HAMA 评分 18 分、HAMD 评分 10 分,其间出现大便干燥,次数少,嘱多饮水、增加活动,给予患者通便药物对症处理,患者症状改善,逐渐停用通便药物。

4. 第4周,维持帕罗西汀片 40 mg/d 治疗,患者胃部不适症状消失,逐渐停用维生素 B$_6$ 片,情绪较前明显改善,惊恐发作次数明显减少,住院期间,近 1 周未再发作,睡眠、食欲可,给予患者复查血常规、肝功能、肾功能,未见明显异常,复查心理测试,HAMA 评分 8 分,HAMD 评分 6 分,给予患者办理出院,院外嘱患者按时服药,院外仍有可能再次出现惊恐发作症状,应合理应对,对躯体症状不需要过度担心,发作严重时,可临时服用阿普唑仑 0.2 mg,缓解躯体焦虑症状,发作间期,调整好情绪,规律作息,合理安排生活,增加人际交往。

5. 第2个月,门诊复查,患者情绪稳定,偶有症状想要发作,通过放松情绪,做其他事情转移注意力等方式,症状未再出现,睡眠、食欲可,嘱坚持服药。

6. 第6个月,患者病情稳定,其间未再出现躯体不适,服用药物,出现口干、口苦等症状,嘱患者多饮水,减量帕罗西汀片剂量至 30 mg/d。

7. 第7个月,门诊复查,患者情绪尚可,病情稳定,对自己病情能够清楚认识,口干、口苦等表现较前减少,偶有睡眠差,嘱白天多活动。即使偶有睡眠差的情况,也应保持情绪稳定,不要过度担心、紧张。

8. 第9个月,患者病情稳定,逐渐减少帕罗西汀片剂量至 20 mg/d,再次复查肝功能、肾功能,未见明显异常。

9. 服用药物 15 个月后,逐渐停用帕罗西汀药物治疗,嘱患者合理安排生活,规律作息,合理应对生活应激事件,如再次出现上述症状或情绪波动,及时门诊就诊。

思维引导2

惊恐障碍的治疗如下。

1. 确定惊恐障碍患者治疗目标,有以下几方面内容。

(1)治疗原则:减少发作频率、降低发作严重程度,缓解预期性焦虑、恐惧导致的回避行为及焦虑所致的功能损害。

(2)近期目标:减轻焦虑情绪,减少惊恐发作,建立良好的咨询关系,改善不良认知观念。

(3)远期目标:认识自己,完善个性,彻底改善焦虑发作,实现在生活、工作、人际关系等方面的自我满意。

2. 制订治疗方案:主要包括药物治疗和心理治疗。

(1)药物治疗:①抗抑郁药,SNRIs 和 SSRIs 类药物是最常用的抗抑郁药。②抗焦虑药包括苯二氮䓬类药物和 5-HT$_1$A 受体部分激动剂。苯二氮䓬类药物抗焦虑作用起效快,常在发作初期合并使用,5-HT$_1$A 受体部分激动剂通常起效较慢。③其他辅助用药,β 受体激动剂,如普萘洛尔等。

(2)心理治疗:支持性心理治疗、认知行为治疗、暴露疗法、放松疗法等。

认知疗法是比较重要的治疗方法。教会来访者识别、评价自己功能不良的自动思维、想法和信念,通过改变认知来改变思维、情绪和行为过程。

3.药物治疗及停药时间:患者需要接受足量、足疗程药物治疗。一般治疗1周后显效,病情显著改善需要6~8周,并需要继续维持治疗12个月。即使惊恐发作已被控制,在回避行为完全消失前也不建议停止用药。终止药物治疗会导致焦虑反弹、停药综合征或病情复发。

四、护理要点与预后

(一)护理要点

1.惊恐障碍的病人,表现出感觉过敏,应为患者提供安静、光线柔和、整洁的生活环境。

2.在护理病人时,既要客观分析可能出现的病情波动预兆,也要避免将病人的行为举止关联惊恐障碍症状的习惯性思维方式。家属的情绪变化也会影响病人的情绪变化,对待病人的态度也要适当。

3.按医嘱要求确保病人不间断按量服用药物。

4.注意保持充足的睡眠,避免过度劳累,注意生活的规律性。

5.家属要注意自身心理健康状况,正确调节病人对自己心理的影响。

6.饮食应注意多食用清淡有营养食物,注意膳食平衡。

(二)预后

可能导致惊恐发作或惊恐障碍风险的因素包括:发病年龄,起病形式,发病前性格,发病前社会功能,有无惊恐发作或惊恐障碍的家族病史和重大生活压力,例如亲人去世或患有严重疾病,有无创伤性事件,例如遭遇性攻击或严重事故,有无重大生活变化,例如离婚、生子、抽烟或摄入过量咖啡因,有无儿童期身体虐待或性虐待史,有无合并其他躯体疾病或精神疾病等。

根据目前患者病情及治疗情况,此患者中年起病,发病时间晚,起病急,首次发病,治疗及时,发病前性格可,人际关系、社会功能可,药物治疗效果好,无家族史,无明确严重创伤性事件,无烟酒等不良嗜好,综合评估预后良好。

五、思考题

1.惊恐障碍的临床表现有哪些?

2.惊恐障碍治疗原则是什么?

六、参考资料

[1]陆林.沈渔邨精神病学[M].6版.北京:人民卫生出版社,2018.

[2]吴文源.焦虑障碍防治指南[M].北京:人民卫生出版社,2010.

(马全刚　郎　艳)

第七章　强迫及相关障碍

案例 19　强迫症

一、病历资料汇总

1. **一般资料**　患者刘某,女,38 岁。

2. **主诉**　反复担心、心情不好 8 年,加重 3 年。

3. **现病史**　8 年前患者忘记锁门被他人指责后出现反复担心,凡是自己做过的事情都会担心刚才有没有做好,因此反复检查。初期自己尚能调整,一般在检查 3~4 遍后能进行接下来的事情,但近 3 年症状加重,一个担心可能会检查 10 余遍依然不能放心,反复担心做过的事,如怕碰到别人的东西,逛超市拿商品怕置物架倾倒。担心自己说过的话被人误解,反复向对方解释,反复询问别人听懂了吗。冲马桶、关水龙头后担心自己没关,会拍照留存反复观看。过度要求干净,反复刷洗鞋底、用开水烫盆子,觉得掉地上的东西就不能用了,自己没洗手碰到的东西也不能用了。反复担心自己给别人发了消息,当查看没有发送记录时还是会担心刚才记录是不是被删除了。感觉自己想问别人事情,实际没问,会担心自己是不是问了,内心明白没问但还是忍不住会回想。不敢扔垃圾,担心将家里重要的东西扔掉了。对生活环境的中很多物品会不由自主地数数,要求数到一个自认为吉利的数字才能心安。担心自己会用危险物品伤害别人或是自己,因此不断地审查自己周围是否存在危险物品,为了对抗某些担心想出一套固定的程序来做事情,如出门锁门时需要按照自己的规定来,若是被人打断要再重新做一遍,否则就会焦虑不安,能认识到以上思维活动都是源于自身,认为是多余的、不合理的,但苦于不能摆脱和控制,因此感到很痛苦,甚至萌生出轻生观念,未曾诊治过。自发病以来,食欲正常,睡眠正常,大小便正常,体重无明显下降。

4. **既往史**　无高血压、心脏疾病病史,无糖尿病、脑血管疾病病史,无肝炎、结核、疟疾病史,无外伤、输血史,无食物、药物过敏史。

5. **个人史**　生于原籍,久居本地,无疫区、疫情、疫水接触史,无牧区、矿山、高氟区、低碘区居住史,无化学性物质、放射性物质、有毒物质接触史,无吸毒史,无吸烟、饮酒史,否认冶游史。性格:苛求完美。

6. **婚姻史**　25 岁结婚,夫妻关系和睦。

7. **月经生育史**　初潮 13 岁,每次持续 5 d,月经周期 1 个月左右。月经周期规则,月经量中等,颜色正常。无痛经史;妊娠 2 次,生产 2 次,育 1 子 1 女,均体健。

8. **家族史**　父母、1 兄、1 子 1 女,健康状况良好,否认二系三代以内精神疾病史,否认家族性遗传病史。

9. **体格检查** 生命体征平稳,躯体及神经系统检查未发现阳性体征。

10. **精神检查**

(1)意识:意识清晰,时间、地点、人物定向力完整,自我定向力完整。

(2)仪态:衣着整洁得体,年貌相符。

(3)面部表情:平时表情平静,涉及担心或自我怀疑等强迫症状时表情焦虑。

(4)接触交谈:接触交谈合作,内心体验充分暴露,交谈过程中有正常眼神接触,回答问题中肯,问答切题,虽然表述很清晰,但还是会担心自我表达不清楚或是怀疑医生会误会自己的说话内容,因此经常出现重复问话:如:"我刚才不是这个意思,你明白吧? 我没有怀疑你的医术水平,你不会想着我会怀疑你吧? 刚才我有没有影响到你?"等。

(5)感知觉:未引出错觉、幻觉、妄想、感知综合障碍。警惕性高,时刻审查周围环境中有没有危险物品。

(6)思维障碍:强迫思维:强迫怀疑(对自己已经完成的事情不确定)、强迫联想(反复联想一系列不好的事情会发生),虽然知道不必要,但不能控制。

(7)注意力:增强,过度集中在担心的对象上。

(8)意志行为:强迫意向(难以自控、反复出现用危险物品伤害自己或伤害他人的内在冲动),强迫行为包括强迫检查(因为怀疑没有做好反复检查)、强迫计数(不易自控的数一些物品,要求数到自认为吉利的数字为止)、强迫性仪式动作(在开门关门时要做一套程序化的动作,否则焦虑不安)。就诊过程中担心会出错,肢体语言很少,保持自己端坐在凳子上,双手放在腿上,不敢碰触其他物品。

(9)食欲:食欲正常,体重无明显变化。

(10)睡眠:因为睡前会反复检查门窗是否锁好、燃气是否关好导致入睡困难,往往需要 1~2 h 才能入睡,入睡之后睡眠质量可。

(11)智能:理解力、判断力、一般常识、计算力、抽象思维能力正常,智能水平与文化程度相符合。

(12)自知力:存在,对自己的精神状态有正确的判断,主动配合治疗。

11. **辅助检查** 2 月前于当地医院查头部 CT、胸部 CT、血常规、肝功能、肾功能、心电图、甲状腺功能均未见明显异常。就诊时完善量表测试:Y-BOCS 评分 34 分。

二、诊断与诊断依据

(一)初步诊断

强迫症。

(二)诊断依据

1. **症状学标准** 患者存在众多的强迫症状,如强迫担心、强迫怀疑、强迫计数、强迫意向、强迫性仪式动作等,患者能认识到这些思维活动和内心感受都是源于自身的,在病程中,上述症状不断出现,患者也在努力地加以抵制,但效果不佳,患者实施强迫动作的想法本身也是令人不愉快的。

2. **严重程度标准** 患者社会功能严重受损。

3. **病程标准** 病程 8 年,加重 3 年。

4. **排除标准/鉴别诊断**

(1)脑或者躯体疾病继发的强迫症状:该患者体格检查未见异常,院外相关的躯体检查未见异常,可排除脑和躯体疾病继发性强迫症状。

(2)精神分裂症:患者的言语行为与其内心感受协调一致,未引出幻觉、妄想,强迫症状内容可以理解,并不荒谬,可排除。

（3）抑郁症：患者虽有悲观消极想法，但是是因为控制不住的担心、联想所导致，情绪不佳是继发于强迫症状，且患者无思维联想抑制、兴趣缺乏、乐趣丧失等其他抑郁症状，故排除该诊断。

（4）焦虑症：焦虑症患者的焦虑内容大多数是不固定的，焦虑情绪呈弥漫性，常伴随自主神经系统症状和运动性不安症状，而强迫症患者多有明确的担心对象，且有强烈的反强迫意愿，可以此鉴别。

思维引导1

强迫症的诊断步骤首先要从症状分析开始，围绕临床症状去探讨患者对应的内心感受，以确定患者的临床表现是否属于强迫症状。如该患者有很多控制不住的想法，需要去引导患者分析这些想法是属于自己的还是他人所强加给自己，以此来排除强制性思维和物理影响妄想。该患者的主诉中重点提到了担心，也要去追问患者的担心对象，是具体事情，还是弥漫性的、预期性的担心，若是后者，则属于焦虑症状。

根据症状构建强迫状态综合征，结合患者的发病过程、病程、病前性格、社会功能等相关资料进行综合分析，提出各种可能的诊断假设，遵循实践、尊重患者的内心感受，不断地对提出的可能诊断进行诊断、鉴别、再诊断、再鉴别，直至形成清晰的初步诊断和排除诊断。

做好鉴别诊断，某些躯体疾病和脑器质性疾病（如脑肿瘤、脑出血、脑外伤或基底节病变）会导致强迫症状，可通过病史、神经系统检查和辅助检查仔细鉴别。重性精神疾病（如精神分裂症、分裂情感性障碍、双相障碍）可能会出现强迫症状，尤其是在疾病的前驱期或是恢复期，重性精神疾病伴发出现的强迫症状，内容多具有荒谬性，反强迫症状不明显，自知力不完整，详细询问患者是否具有重性精神疾病的其他症状可作出鉴别诊断。焦虑症或是抑郁症的鉴别要点主要在于区别症状是原发性还是继发性，或是根据临床症状的主要和次要关系进行鉴别，若是抑郁症状和强迫症状均达到临床诊断标准，应作出共病的诊断。

三、治疗过程

采取药物治疗联合心理治疗。

1. 病史如前所述，Y-BOCS评分总分为34分。

（1）选择氟伏沙明药物治疗。

（2）第1~3天，晚50 mg；第4~7天，晚100 mg；第8~15天，晚150 mg。若出现烦躁不安、失眠，可临时应用阿普唑仑0.2 mg或0.4 mg。

（3）给予支持性心理治疗，嘱患者2周后复诊。

2. 第3周复诊，患者未出现药物不良反应，晚上睡眠好转，强迫症状无明显变化，依然有很多担心，不敢出门，不敢做事情，由于初次就诊时曾获知药物起效时间需要2~4周，所以对治疗依然有信心，愿意积极配合治疗，未服用阿普唑仑。Y-BOCS评分30分。处理如下。

（1）氟伏沙明继续加量：第3~4周，中50 mg、晚150 mg；第5~6周，中100 mg、晚150 mg。

（2）给予支持性心理治疗，嘱患者3周后复诊。

3. 第7周复诊，患者状态较前好转，表情丰富自然，情绪有明显改善，强迫症状也有所减轻，敢于外出，但仍会有很多的担心，不确定的事情会再反复查看，仍会向他人解释自己的本来意思，担心被误会，想去上班，但又担心工作中会出错，犹豫不决，在进行重复动作时伴随的焦虑情绪减轻，也积极进行自我暗示，如告知自己这是强迫症状，不是我的问题，不要再纠结了，虽然不能减少检查的次数，但能有效缓解情绪。无药物不良反应。Y-BOCS评分22分。处理如下。

(1)查氟伏沙明血药浓度:150ng/mL(参考范围:60～230 ng/mL)。

(2)氟伏沙明:中 150 mg,晚 150 mg。

(3)给予支持性心理治疗,嘱患者 3 周后复诊。

4. 第 11 周复诊,强迫担心的程度较前减轻,重复检查的次数也逐渐减少,但仍会超出常态水平,一天中在强迫症状方面花费的时间能达 3 h 左右,基本上每个事情仍会检查 4～5 遍,能克制自己不去向他人解释自己说话的意思,自述:自己什么都知道,知道哪些是不对的,哪些是不应该的,尽量让自己表现得正常一些,也因此人际关系较前好转。Y-BOCS 评分 16 分。处理如下。

(1)查氟伏沙明血药浓度:210 ng/mL(参考范围:60～230 ng/mL)。

(2)血常规、肝功能、肾功能、心电图未见异常。

(3)患者有主动改变的意愿,建议药物治疗不变,继续单一用药,氟伏沙明:中 150 mg,晚 150 mg,联合系统性心理治疗,转介给专职心理治疗师。

(4)嘱患者 4 周复诊。

5. 第 15 周复诊,患者强迫症状继续好转,能试着与强迫症状和谐相处,不再努力对抗,每天花费在强迫症状上的时间约 2 h,不再伴随明显的焦虑抑郁情绪。居家生活基本正常,准备在家附近找个工作。Y-BOCS 评分 10 分。处理如下。

(1)查氟伏沙明血药浓度:212 ng/mL(参考范围:60～230 ng/mL)。

(2)氟伏沙明:中 150 mg,晚 150 mg,继续联合心理治疗。

(3)嘱患者 8 周复诊。

6. 第 23 周复诊,患者强迫症状明显减少,社会功能逐渐康复,大多数情况下能顺利做下一件事情,偶尔会有担心没做好,再重复检查 1～2 遍能放心,基本能带着"不确定感"正常工作、生活,Y-BOCS 评分 6 分。

思维引导 2

目前,SSRIs 是国家药品监督管理局(NMPA)批准治疗强迫症的一线药物,包括:舍曲林、氟西汀、氟伏沙明和帕罗西汀。大量的循证证据支持这些药物在急性期治疗强迫症具有显著疗效,可以缓解强迫症患者症状严重程度及改善患者的生活质量。经急性期治疗有效的患者,继续巩固治疗,有效率仍会逐渐提高,长程治疗能显著降低强迫症患者的复发风险。

氯米帕明、西酞普兰和艾司西酞普兰是目前强迫症的二线治疗药物。氯米帕明是美国食品药品监督管理局(FDA)和中国 NMPA 批准治疗强迫症的药物,大量循证证据支持氯米帕明治疗强迫症的疗效,但是因为药物不良反应(有可能出现心脏毒性、抗胆碱能不良反应、药物相互作用以及过量致死性的风险)不如一线治疗药物安全,所以被推荐为二线药物。西酞普兰和艾司西酞普兰未获得 NMPA 批准治疗强迫症,权衡疗效和安全性风险,作为治疗强迫症的二线药物推荐。

根据研究证据,结合临床实践并权衡疗效和安全性,非典型抗精神病药物是最常用且增效作用确切的药物。但是并没有获得单独使用治疗强迫症的证据和批准,只能在一线或者二线抗强迫症药物治疗基础上联合使用,起增加疗效的作用。SSRIs 联合抗精神病药物可以显著提高强迫症患者的治疗效果,有效率估计为 40%～55%。

强迫症的发生与患者的性格、幼年期的成长经历、社会心理因素等都密切相关,所以心理治疗也是强迫症的重要治疗方案,常用的心理治疗方法有行为治疗、认知法、精神分析、森田疗法、支持性心理治疗等。

四、护理要点与预后

(一)护理要点

大多数的强迫症患者对强迫观念和强迫动作有自知力,明知不对、不合理,但又难以控制,陷于不易摆脱的焦虑和痛苦中。主要护理干预措施如下。

1.建立良好的护患关系 为患者营造舒适、安静的环境,使患者感受到被信任,减少其焦虑不安的情绪。

2.重视患者的内心感受 多使用观察、询问、倾听、支持性心理护理等技巧,随时了解和尊重患者的内心感受与体验,及时给予疏导和安慰。

3.心理社会护理 需要掌握患者的心理状况,尊重患者的行为模式,在理解和信任的基础上,引导患者进行行为矫正;做好对患者和家属的疾病知识宣教工作,合理看待疾病,改善患者的长期预后。

(二)预后

总体而言,强迫症的病程呈慢性迁延性,表现为持续性或波动性,可能会在几年内波动,也可能会在稳定数年后再次出现,症状类型在整个病程中也呈现出不固定的特点。大多数病例起病缓慢,就诊时病程往往已达数年之久,一项长达40年的随访研究显示,83%的患者获得改善,痊愈和亚临床痊愈率48%,其中1/3的患者在最初几年的首次随访中获得痊愈,及时使用药物、心理治疗可使本病预后改善,大部分病人需长期服药一年以上,有的病人可能终生服药,20%~30%的病例属难治性,严重影响社会功能,强迫症的慢性化病程和高患病率等特点,使它成为导致精神残疾的前十位精神疾病之一。多项研究表明,强迫症的早期诊断很重要,及早充分的治疗可有效减轻患者症状,改善预后。

五、思考题

1.论述强迫症的主要临床表现。
2.简述强迫症的诊断标准。
3.强迫症的治疗方法是什么?

六、参考资料

[1]陆林.沈渔邨精神病学[M].6版.北京:人民卫生出版社,2018.
[2]司天梅,杨彦春.中国强迫症防治指南[M].北京:中华医学电子音像出版社,2016.
[3]STEIN DJ, COSTA DLC, LOCHNER C, et al. Obsessive–compulsive disorder[J]. Nat Rev Dis Primers. 2019,5(1):52.
[4]HIRSCHTRITT ME, BLOCH MH, MATHEWS CA. Obsessive–Compulsive Disorder: Advances in Diagnosis and Treatment[J]. JAMA,2017,317(13):1358–1367.

(牛琪惠　李幼辉)

第八章　应激相关障碍

案例 20　创伤后应激障碍

一、病历资料汇总

1. 一般资料　患者张某某,女,35 岁。

2. 主诉　夜眠差、少语、行为改变 2 年余。

3. 现病史　2 年余前因车祸致其爱人去世后,渐出现夜眠差,经常夜间在梦中梦到爱人车祸去世的场景,会从梦中惊醒,醒后心慌、害怕、哭泣,醒后难以入睡,控制不住的想一些与爱人有关或与车祸有关的画面;并出现了少语,不愿与人主动交流,对家人、外界变得不太关心,容易一个人发呆,偶尔出现自言自语的情况,主要内容为自己责备自己、后悔不应该让爱人带自己外出吃饭;生活中行为也出现了改变,上班时会避开当时出车祸的路口,平时也不愿见到、听到会联想到爱人的东西,包括爱人经常穿的衣服、去的商场、吃的东西等,每年祭奠爱人时也不出现,别人谈论车祸相关话题时变得心里面紧张、痛苦、难受,生活中会刻意回避这些话题;白天的时候脑海中也经常会闯入爱人车祸去世的画面和场景,感到非常恐惧、痛苦,工作中也变得注意力不集中,容易出差错,对工作显得有些力不从心,症状逐渐加重,一直未予治疗。今为求进一步诊治来院,门诊以“创伤后应激障碍”为诊断收住院,自发病以来,患者神志清,食欲正常,睡眠差,大小便正常,体重无明显变化。

4. 既往史　既往体健,无高血压、心脏疾病病史,无糖尿病、脑血管疾病病史,无肝炎、结核、疟疾病史,预防接种史随社会计划免疫接种,无手术、外伤、输血史,无食物、药物过敏史。

5. 个人史　生于河南省×××市,久居本地,无疫区、疫情、疫水接触史,无牧区、矿山、高氟区、低碘区居住史,无化学性物质、放射性物质、有毒物质接触史,无吸毒史;无吸烟、饮酒史,否认冶游史。病前性格内向。

6. 婚姻史　30 岁结婚,婚后夫妻关系和睦,约 2 年半前爱人去世,未再婚。

7. 月经生育史　初潮 12 岁,每次持续 5 d,周期 30 d,末次月经××××年××月××日。月经周期规则,月经量中等,颜色正常。无血块、无痛经;孕 0 产 0。

8. 家族史　父亲患高血压,母亲体健,有 1 姐 1 妹,无子女,健康状况良好,无与患者类似疾病,无家族性遗传病史。

9. 体格检查　生命体征平稳,体格检查及神经系统查体未及明显异常。

10. 精神检查

(1)意识:意识清晰,时间、地点、人物定向力完整,自我定向力完整。

(2)仪态:衣着整洁得体,年貌相符。

(3)面部表情:平时表情淡漠,触及与创伤性事件相关的内容表情会变得痛苦。

（4）接触交谈：接触交谈合作，内心体验充分暴露，交谈过程中有正常眼神接触，回答问题中肯，答话切题，语速慢、语调低。

（5）感知觉：未引出错觉、幻觉、妄想、感知综合障碍。存在内感性不适，经常会感到心慌等不适；警觉性增高，别人和自己说话时，经常会吓一跳，同时在睡梦中经常被惊醒。

（6）思维活动：思维迟缓，反应迟钝，有时突然发呆，交谈过程中需要提醒；有自责言语，感到后悔、不应该让爱人带自己去吃饭，认为爱人的去世和自己有关；注意力容易不集中，工作中经常出错。

（7）情感活动：平时存在情感麻木的表现，爱人的祭奠活动从不参加，对家人也不关心，对周围的事情关心程度下降，并且有意回避，与同事交流仅限于工作内容；但提及爱人车祸去世这一应激事情时会有焦虑、抑郁和恐惧的情感体验，同时日常中存在创伤性体验的反复重现，脑海中及梦中经常出现爱人车祸去世的场面。

（8）意志行为活动：高级意志行为减退，感到工作有些力不从心；同时存在回避行为，回避与爱人相关的事物以及谈话，回避出车祸的地点等。

（9）食欲：食欲正常，体重无明显变化。

（10）睡眠：睡眠质量差，睡眠时间变短，经常出现与爱人去世明确关系的梦境，并从梦中惊醒，且醒后不再容易入睡。

（11）智能：理解力、判断力、一般常识、计算力、抽象思维能力正常，智能水平与文化程度相符合。

（12）自知力：存在，对自己的精神状态有正确的判断，主动配合治疗。

11.辅助检查 给予查头颅 MRI、脑电图、心电图、血常规、肝功能、肾功能、电解质、血脂、血糖、心肌酶、甲状腺激素及性激素等检查均未见明显异常。

二、诊断与诊断依据

（一）诊断

创伤后应激障碍（post-traumatic stress disorder，PTSD）。

（二）诊断依据

1.症状学标准 经历并目睹爱人车祸去世这一超乎寻常的创伤性事件；反复重现创伤性体验，反复出现与创伤性事件相关的噩梦，提及此事时反复出现触景生情的精神痛苦；持续的警觉性增高；持续回避与创伤性事件有关的情景，对家人变得情感麻木；这些症状出现在创伤性事件 2 个月后，具有时间上的先后顺序。

2.严重程度标准 社会功能受损，工作感到力不从心，并且容易出错，正常的社交活动不愿参与，患者自我痛苦感明显。

3.病程标准 符合症状学标准和严重程度标准的持续性病程已达 2 年余。

4.排除标准/鉴别诊断

（1）脑器质性精神障碍：患者神志清，神经系统查体无明显异常，头颅磁共振、脑电图结果正常，目前证据暂不支持此诊断，可排除此诊断。

（2）精神活性物质所致精神障碍：既往曾经报道，PTSD 患者多共病酒精依赖和物质滥用，但追问患者整个病史中无精神活性物质接触史，因此也可排除此诊断。

（3）精神分裂症：患者整个病史无幻觉、妄想等精神病性症状的存在，此患者的异常行为均与创伤性事件有关，并无荒谬、离奇和不可解释之处，故可排除此诊断。

（4）抑郁发作：患者在整个病史当中存在着情绪低落、思维迟缓、自责、兴趣下降等抑郁症状，但这些症状均继发于创伤性事件,均围绕着创伤性事件出现;并且一般来说单纯的抑郁发作不会出现与创伤性事件相关的闯入性回忆与梦境,也没有针对特定场景或主题的回避;因此,此患者不考虑为抑郁发作。但是如果患者抑郁症状严重,表现典型,符合重性抑郁发作的诊断标准,也可诊断PTSD 与抑郁发作共病。

(5)强迫症:强迫症患者,特别是存在强迫思维的患者,脑子中会出现挥之不去的强迫思维,但患者知道此强迫思维是没有必要的、不能摆脱的,并且强迫思维出现之前大多并无创伤性生活事件。PTSD 患者的"闪回"症状并不属于强迫思维,闪回的内容是曾经发生过的创伤性事件,并且一般相对固定,不认为此症状是没有必要的,故也可排除此诊断。

(6)急性应激障碍:急性应激障碍也是由创伤性事件所导致,但急性应激障碍一般出现于受刺激后的数分钟至数小时内发病,病程一般持续数小时至1周,通常在1个月内缓解。而本病例出现于创伤性事件后2个月,并持续2年余,故可排除此诊断。

(7)正常心理反应:人们在遇到创伤性事件时均会出现一些正常的心理反应,经常表现为焦虑、抑郁、恐惧、躯体不适等症状,但一般症状程度较轻,持续时间较短,社会功能一般良好,并且经有效的心理危机干预会短时间缓解,目前此患者并不符合此表现。

思维引导 1

精神科的疾病遵循等级诊断的原则,如果能够诊断等级较高的疾病,并且等级较高的疾病能够完全解释患者的症状表现,就需要诊断等级较高的疾病。精神科疾病当中等级较高的疾病为器质性精神障碍和精神活性物质所致精神障碍。而该病例中患者在经历爱人车祸去世这一创伤性事件中,出现短暂昏迷,因此要考虑脑器质性精神障碍的可能,要从该患者的病史、症状、体征及辅助检查中排除此诊断。同时由于 PTSD 患者容易合并酒精及物质滥用的情况,故也要考虑精神活性物质所致的精神障碍,主要从病史、个人史中寻找排除此诊断的证据。

三、治疗过程

1. 选择药物治疗联合心理治疗。

2. 第1～2周,由专业心理治疗师进行2次心理治疗,主要了解情况,建立治疗关系;给予舍曲林50 mg/d 治疗,同时给予米安色林7.5 mg/d 以改善睡眠。患者刚开始服用舍曲林、米安色林时白天轻微恶心、困倦,但3 d 左右上述药物不良反应消失,后未再出现明显药物不良反应。治疗期间患者仍有夜间梦中惊醒、回避与创伤性事件相关的内容,反复的创伤性体验也存在,但频率较前减少,睡眠质量也改善。

3. 第3～4周继续维持上述心理治疗的频率,舍曲林加至100 mg/d、米安色林剂量不变,患者自诉夜间易醒明显好转,噩梦减少、警觉性症状较前好转,提及创伤性事件的抑郁焦虑情绪较前好转。

4. 第5～6周,将舍曲林加至150 mg/d、米安色林继续维持7.5 mg/d,继续心理治疗,患者回避、闪回症状较前继续减轻,复查心电图、血常规、肝功能、肾功能均正常。

5. 第7～8周,继续维持舍曲林150 mg/d、米安色林7.5 mg/d,仍给予心理治疗,但已经减少治疗频次,患者自诉症状明显改善,偶尔出现症状,但已不影响正常生活,办理出院。

6. 出院1个月后患者开始工作,工作能力明显上升,很少再出现差错,家人反应患者也愿意主动去参加社交活动,已给予停用米安色林。

7. 建议患者药物治疗至少维持1年,根据情况安排心理治疗,定期到精神科门诊复查。

思维引导2

　　PTSD的治疗包括心理治疗和药物治疗,两者均有效,但也均有不足。在PTSD的早期一般使用心理危机干预技术,给予患者提供支持,帮助患者应对危机。慢性和迟发性的PTSD,心理治疗同样非常重要,主要治疗技术包括焦虑处理训练、暴露疗法、认知行为疗法、眼动脱敏再加工治疗、冥想-放松疗法、游戏疗法和内观疗法等,要根据每个人的症状特点、性格特点、社会支持系统等来个体化选择心理疗法。

　　药物治疗也是治疗PTSD各个时期的常用治疗方法,根据患者症状特点,可选择:抗抑郁药物、抗精神病药物、抗焦虑药物、情感稳定剂等。一般多选择抗抑郁药物作为PTSD的用药,其中SSRIs类药物(舍曲林、氟西汀、帕罗西汀)证据水平最高,疗效确切,不良反应少,临床使用安全性高,被推荐为一线用药。

　　一些物理治疗方法目前也被推荐应用于PTSD患者,主要包括生物反馈治疗、重复经颅磁刺激和无抽搐电休克治疗,特别是共病抑郁症的患者,存在严重自杀观念、自杀行为的患者,推荐使用无抽搐电休克治疗。

四、护理要点与预后

(一)护理要点

　　1.首先要对创伤性事件进行评价,护理人员要了解创伤性事件的内容,评价此事件对人的影响程度,避免在治疗中相关事件、环境及相似场景对患者治疗产生负面影响。

　　2.评估患者的意识情况,了解有无意识障碍。

　　3.进行安全评估,评估患者有无自杀行为和自杀观念的程度,对于自杀观念重、近期存在自杀行为的患者要加强护理,向家属告知相关情况,配合加强陪护,医护要多注意患者的消极观念及行为,避免意外的发生;评估患者暴力行为情况,对于暴力行为风险较高的患者,要加强防护,避免伤人、自伤的发生。

　　4.在护理过程中,观察患者的各种表现,特别注意自杀、自伤、暴力行为征兆的出现。

　　5.提供舒适、安全的环境,避免环境中剪刀、刀具及尖锐物品的出现,注意窗户的开合程度等,避免不安全因素的出现。

　　6.同时要同患者建立良好的关系,给予适当的支持性心理护理,帮助患者学习应对技能,注意患者的服药情况,及时向管床医生反馈患者的信息。

(二)预后

　　患有PTSD后,大约50%患者在3个月内完全恢复正常,33%~50%的PTSD患者会成为慢性病程,1/3以上的患者因为慢性化而终身不愈,丧失劳动能力;一半以上的患者与抑郁症、焦虑障碍、物质滥用、人格障碍及其他精神障碍共病;PTSD患者的自杀率是普通人群的6倍,早期及时的干预和治疗能够明显改善预后。

五、思考题

　　1.PTSD的主要临床表现有哪些?
　　2.PTSD的主要治疗方法有哪些?

六、参考资料

[1]陆林.沈渔邨精神病学[M].6版.北京:人民卫生出版社,2018.

[2]郝伟,陆林.精神病学[M].北京:人民卫生出版社,2018.

[3]唐宏宇,方贻儒.精神病学[M].北京:人民卫生出版社,2020.

[4]SHALEV A,LIBERZON I,MARMAR C. Post-Traumatic Stress Disorder[J]. N Engl J Med,2017, 376(25):2459-2469.

[5]李凌江,于欣.创伤后应激障碍防治指南[M].北京:人民卫生出版社,2010.

[6]郝以辉.精神科护理学实践与学习指导[M].北京:人民卫生出版社,2020.

（杨 磊 郝以辉）

案例 21 延长哀伤障碍

一、病例资料汇总

1. **一般资料** 患者李某,女性,50岁,已婚,大专学历,教师。

2. **主诉** 儿子去世后悲伤、哭泣、发呆、少语少食8个月。

3. **现病史** 8个月前儿子车祸住院,抢救18 d后去世,儿子抢救期间,患者精神高度紧张,每天哭泣,进食很少,睡眠质量差,终日守在抢救室外,反复问家人:儿子会没事吧,儿子会治好的。当听说儿子没有抢救成功、已经去世的消息时患者当即晕倒,在医院抢救后脱险,醒来后仍不能接受事实,拒绝去看儿子的尸体,反复问丈夫"儿子什么时候回来？儿子怎么不回来吃饭？"几天后家人小心翼翼告诉她儿子尸体需要火化,患者突然号啕大哭,不能控制,最后肌内注射"安定针"才使其安静下来,在家人极力劝说下去给儿子送行。此后家人不敢让其住在自己家中,担心她睹物思人、引发痛苦情绪,让其住在亲戚家中。但她仍每天哭泣,经常自言自语:"对不起儿子,都怪我,没有提醒儿子开车小心,不应该让他当天回家,"等等。家人劝说无效,进食很少,体重下降明显。逐渐开始出现表情淡漠、经常长时间发呆,自己的日常生活自理都是靠家人督促,工作无法正常进行。反复出现消极观念,家人寸步不离地守着她,但患者不关心家人。一个月后家人感觉其说此类内容少了,便让其回家居住,其看到儿子的物品又开始哭泣,表情痛苦。有时拿着儿子用过的东西长时间发呆,家人叫她似乎没听到,也没回应。每天服用安定类药物帮助睡眠,在家人劝说下机械进食,仍无法开始工作,家人一直为其请病假。随着时间延长,发呆的状况有所减少,但是家人仍不敢在她面前提起儿子的事情。有时她半夜突然惊醒,对丈夫说:"快去开门,儿子回来了。"家人觉得她悲伤时间过长,难以自己走出这种痛苦的状态,带其前来就诊,自发病以来,患者神志清,食欲差,睡眠差,大小便正常,体重下降10余千克。

4. **既往史** 既往体健,无高血压、心脏疾病病史,无糖尿病、脑血管疾病病史,无肝炎、结核、疟疾病史,预防接种史随社会计划免疫进行,无手术、外伤、输血史,无食物、药物过敏史。

5. **个人史** 生于河南省XXX市,久居本地,无疫区、疫情、疫水接触史,无中高风险地区旅居史,无牧区、矿山、高氟区、低碘区居住史,无化学性物质、放射性物质、有毒物质接触史,无吸毒史。无吸烟、饮酒史,否认冶游史。病前性格内向、做事情谨慎小心、注重细节。

6. **婚姻史** 28岁结婚,爱人体健,夫妻关系和睦。

7. **月经生育史** 14岁月经初潮,每次持续7 d,周期30~35 d,绝经年龄45岁。月经周期规律,月经量中等,颜色正常。无血块、无痛经。孕1产1,1子已逝。

8. **家族史** 父体健,母患"高血压",控制尚可。兄妹3人,1兄1妹均体健。两系三代无近亲结婚,无类似疾病史,无家族性疾病遗传史。

9. **体格检查** 生命体征平稳,心肺听诊无异常,躯体及神经系统检查未发现阳性体征。

10. **精神检查**

(1)意识:意识清晰,时间、地点、人物等周围定向力完整,自我定向力完整。

(2)仪态:衣着整洁、得体,年貌相符;自行步入病室,自动体位。

(3)面部表情:表情悲伤、眼神呆滞、变化较少,对周围的人不关注。

(4)接触交谈:交谈合作,问答切题,多问少答,语速较慢,语调低。

(5)感知觉:否认有错觉幻觉等。存在内感性不适,如容易出现心慌、紧张等。

(6)思维活动:思维迟缓,反应迟钝,一个简单的问题也要思考一会儿才能回答;注意力不能集中,不时出现发呆。未引出妄想内容。

(7)情感活动:情绪不稳定,询问病情的时候突然开始哭泣,看起来非常痛苦。反复出现消极观念,无行为。

(8)意志行为活动:高级意志活动减退,觉得儿子去世后活着没有意义,多次对家人说不想活了;主动活动减少,日常生活自理差;无明显激越行为。有自杀观念,无冲动伤人行为。

(9)食欲:食欲减退,体重下降明显。

(10)睡眠:夜间睡眠差,有时整夜不眠,夜间易惊醒。

(11)智能:理解力、判断力、一般常识、计算力、抽象思维能力正常,智能水平与受教育程度相符合。

(12)自知力:部分存在,并不认为自己的哀伤反应超出了预期水平,愿意接受治疗。

11. **辅助检查** 入院后完善颅脑MRI未见明显异常,心电图、脑电图、血常规、肝功能、肾功能、血脂、血糖、甲状腺功能等均未见明显异常。电子胃镜结果提示:糜烂性胃炎。电解质结果示:钾3.2 mmol/L。

二、诊断与诊断依据

(一)诊断

延长哀伤障碍。

(二)诊断依据

1. **症状学标准** 儿子突然意外离世,患者每天都想念儿子,几乎达到了病态的程度,自我感知下降,发呆,对周围人和事都漠不关心,难以接受儿子离世的事实,任何关于儿子的线索都能引发患者的悲伤情绪,极度痛苦,甚至麻木,幻想儿子还会回来,反复出现自责、消极观念,觉得自己的生活已经没有意义。

2. **严重程度标准** 社会功能严重受损,不能工作,日常生活自理能力严重受损,人际关系能力几乎丧失。

3. **病程标准** 症状持续的时间已经8个月。

4. **排除标准/鉴别诊断**

(1)正常的哀伤反应:哀伤反应是亲人离世之后的正常反应,但通常会在半年之内逐渐减轻,而延长哀伤障碍的症状持续存在超过半年,症状的严重性迟迟未能缓解。尽管正常的哀伤反应也可能长时间伴随着个体,但对其生活的影响有限,很少让人失去对生活的热情。两者的另一个区别是,延长哀伤障碍患者始终无法接受亲人离世的事实,而正常哀伤反应除了学会面对这一事实,也能逐渐适应新的环境,开始新的生活。

（2）抑郁症:延长哀伤障碍患者可能共病抑郁症,但该病的核心症状独立于抑郁及焦虑情绪。在排除抑郁症、创伤后应激障碍等影响因素后,延长哀伤障碍本身与生活质量下降、社交和职业能力受损、睡眠紊乱、物质滥用、心血管事件、肿瘤、自杀观念和行为等问题的产生存在关联。延长哀伤障碍的症状紧紧围绕丧亲之痛,来源于逝者的分离,认知活动也被丧亲事件所牢牢占据,而抑郁症患者的情绪低落和消极想法相对是泛化的。其他有助有鉴别的方面包括:愧疚感、无价值感多见于抑郁症患者,而延长哀伤障碍患者则表现为对亲人过世的深深自责;抑郁症患者存在广泛的兴趣减退和乐趣丧失,但延长哀伤障碍患者对逝者的事情仍感兴趣,甚至相信逝者能够重聚。该病的诊断标准并不关注抑郁症状,而是更强调抑郁以外的症状如自我定位的混淆、难以接受丧亲的事实等。

（3）PTSD:延长哀伤障碍可能共病PTSD,但两者的情绪特征、闯入性思维和回避等症状存在明显差异。延长哀伤障碍患者的情绪以哀伤为主,对逝者的念念不忘,伴随着孤独、空虚的体验。其闯入性内容可以是与逝者相关的点点滴滴,包括那些美好的回忆,不愿面对亲人离世的事实;PTSD的闯入内容总是创伤性事件本身或相关线索,常常令患者感到恐惧,继而有意识地回避创伤记忆及相关线索,其症状多表现为梦魇、闪回、具有攻击性等。

思维引导1

延长哀伤障碍诊断要点如下。

1. 亲近关系的人的离世。

2. 每天都想念逝者,或是达到了病态的程度。

3. 每天都有5个及更多下述症状,或是症状的程度达到了病态。

（1）自我定位混乱,或是自我感知下降。

（2）难以接受亲人离世的事实。

（3）避免接触能够让人想起逝者的事物。

（4）在亲人离世后难以再相信他人。

（5）对亲人的离世感到痛苦或是愤怒。

（6）自己的生活难以步入正轨(比如,结交新的朋友、培养兴趣爱好等)。

（7）在亲人离世后变得情感麻木。

（8）在亲人离世后觉得生活不尽如人意、空虚或是没有意义。

（9）对亲人离世感到惊慌或是震惊。

4. 症状持续的时间至少在亲人离世后的6个月以上。

5. 上述症状导致了有临床意义的社交、职业或是其他重要领域的功能受损。

6. 上述症状无法用重性抑郁障碍、广泛性焦虑障碍或是创伤后应激障碍等疾病来解释。

正常的哀伤反应:相对于延长哀伤障碍,这里所指的正常的哀伤反应也是指在丧失亲人之后的哀伤反应,这是大部分人在人生中都有类似的经历,但往往能够在半年之内很大程度上得到缓解,重新回归于情绪的稳态,对生活并不会造成显著的影响。对少部分人而言,哪怕在丧失至亲之后,也不一定会有明显的痛苦体验或出现社会功能障碍。

三、治疗过程

（一）住院治疗方案

1. 选择药物联合心理治疗。

2. 因患者入院时存在低钾血症,血钾浓度为 3.2 mmol/L,属于轻度低钾血症,尿量基本正常,给予口服氯化钾缓释片 1500 mg/d 补钾,同时鼓励多进食富含钾离子的食物,3 d 后给予复查电解质,血钾浓度恢复正常,逐渐停用氯化钾缓释片。

3. 第 1 周,因患者情绪低落、夜眠差、食欲差,第 1 周时给予米氮平 7.5 mg/d,服药后睡眠改善,但服药后第 2 天感稍有头晕、困倦,持续 2 d 后消失,3 d 后米氮平加至 15 mg/d,未出现明显药物不良反应,睡眠中的惊醒较前改善。同时联合心理治疗,第 1 周时安排心理治疗师与患者进行初步接触,建立治疗和信任关系,了解基本情况,共同制订心理治疗计划和策略。

4. 第 2 周,将米氮平加至 30 mg/d,患者并无明显药物不良反应,食欲较前继续好转,睡眠惊醒次数较前减少。心理治疗给予制订了基于人际心理治疗和认知行为治疗的整合治疗策略,患者配合程度较好。

5. 第 3~4 周,继续维持米氮平 30 mg/d,患者食欲慢慢恢复至正常,对睡眠状况感到满意,情绪较前好转,说到开心的事情,消极观念也明显减少,能够流露出来笑脸。心理治疗师根据患者的进度每周安排 1~2 次心理治疗。

6. 第 5 周,患者自诉情绪明显改善,睡眠状况满意,无明显药物不良反应,给予办理出院手续,嘱定期进行心理治疗,并精神科门诊复查。

（二）随访情况

1. 出院 1 个月后门诊随访,患者精神状态完全正常,社会功能恢复至病前状态,饮食夜眠正常,准备返回工作岗位。建议其继续维持治疗,并定期进行心理治疗,防止复发。

2. 由于关于哀伤延长障碍的具体药物治疗时间目前并无指南可供参考,建议如果药物治疗有效,继续维持原剂量药物治疗 3~6 个月以上,结合心理治疗师的治疗进展情况,与治疗师、患者共同商讨具体的减药和停药时机。

思维引导 2

对于延长哀伤障碍,心理治疗较药物治疗的研究更多。最近的一项荟萃分析表明,基于哀伤的认知行为疗法可以显著改善延长哀伤障碍患者的症状,并且疗效随着时间的推移会更加明显。

对该类患者的个体心理治疗要重点关注缓解患者的哀伤反应。从内容上,包括接受亲人离世的事实和重新开始新的生活。从形式上,可以分为暴露刺激、认知重建和行为干预等。研究表明针对延长哀伤障碍的个体心理治疗同时,服用抗抑郁药物可有助于减少心理治疗的脱落率。

四、护理要点与预后

（一）护理要点

1. 住院期间,医护人员应与家属、患者建立良好的治疗联盟,同时争取家属的配合。

2. 对应激性事件进行评价,避免在治疗中出现相关事件、环境及相似场景对患者治疗产生负面影响。

3. 评估患者是否存在意识障碍,评估自杀自伤、暴力行为的危险度。

4. 密切观察患者的各种表现,特别注意有无自杀自伤、暴力行为的征兆出现。

5. 给予支持性心理护理,可用于纠正患者的负性认知,帮助患者学习应对方式。

6. 提供舒适、安全的环境,杜绝环境不安全因素。

(二)预后

延长哀伤障碍患者的生活质量严重下降,社会功能明显受损,随着疾病的慢性化,患者罹患各种躯体疾病及出现自杀行为等风险增高,心理干预或药物干预可能有助于减轻患者的症状。早期识别和早期治疗的效果有待研究予以明确,一般而言丧亲事件早期急性哀伤的心理生理反应有利于个体适应丧亲现实,可自行得到转化和整合,不需要特别干预;但在严重急性哀伤者中,积极的心理干预仍然必要。

五、思考题

1. 延长哀伤障碍和正常哀伤反应的区别是什么?

2. 延长哀伤障碍的诊断要点有哪些?

六、参考资料

[1]陆林.沈渔邨精神病学[M].6版.北京:人民卫生出版社,2018.

[2]李凌江,陆林.精神病学[M].3版.人民卫生出版社,2015.

[3]唐宏宇,方贻儒.精神病学[M].北京:人民卫生出版社,2020.

[4]于欣.精神科住院医师培训手册——理念与思路[M].北京:北京大学医学出版社,2011.

[5]肖春风,魏镜.延长哀伤障碍的诊疗研究进展[J].中华精神科杂志,2023,56(3):205-213.

[6]熊婉婷,吴和鸣,陈静.延长哀伤障碍的诊断评估与治疗研究进展[J].神经损伤与功能重建,2023,18(4):213-215,226.

(杨　磊　郝以辉)

第九章　分离转换性障碍

案例 22　分离转换性障碍

一、病历资料汇总

1. **一般资料**　患者王某某,女性,35 岁,大学本科,外贸人员,未婚。

2. **主诉**　间断失语 1 个月、双下肢不能行走 1 周。

3. **现病史**　1 个月前因与男友争吵后突然不能说话,只能以眼睛示意或用书写的方式表达自己。其间因与男友动手打架后突然恢复言语。1 周前因男友收拾行李要出差,再次出现双下肢不能行走。家属觉其病重,送其前来住院治疗,门诊以"分离性转换障碍"收入科,自发病以来,饮食、睡眠欠佳,大小便基本正常,体重无明显减轻。

4. **既往史**　否认重大躯体疾病史。

5. **个人史**　独生子女,初中之前一直由外婆照顾,自觉一直和父母关系不好,病前性格内向、敏感、多愁善感。

6. **婚姻史**　未婚。

7. **月经生育史**　12 岁月经初潮,月经周期规律,无痛经等不适。未育。

8. **家族史**　父母体健;否认家族遗传性疾病病史。

9. **体格检查**　生命体征平稳,心肺腹听诊无异常,躯体及神经系统检查未发现阳性体征。左手腕可见多处划痕。

10. **精神检查**

(1)意识:清晰,时间、地点、人物定向完整。

(2)仪态:衣着整洁、得体。

(3)面部表情:忧郁。

(4)接触:被动,称自己不想和男友分开,希望和男友联系,让他来看自己。

(5)感知觉:正常。幻觉未引出。

(6)思维:未发现明显思维奔逸或思维迟缓。

(7)情感:情绪低落,害怕失去男友。

(8)意志行为:存在双下肢不能行走。

(9)睡眠:基本正常。

(10)食欲:减退。

(11)智能:正常,智力水平与受教育背景及阅历相符。

(12)自知力:存在。

11. 辅助检查 半年前在外院行头部 MRI、脑电图均未见明显异常。血常规、肝功能、肾功能等均未见明显异常。

二、诊断与诊断依据

(一)诊断

分离转换性障碍。

(二)诊断依据

1. 症状学标准 患者主要表现为间断失声 1 个月,双下肢不能行走 1 周。既往与父母关系疏远。患者起病较急,病情进展较快,症状消失也极具有戏剧性。不存在可以解释症状的躯体障碍的证据。有心理致病的证据:与男友关系的纠葛在时间上与其症状的出现、发展有明确的关系。

2. 病程标准 患者青年女性,病程 1 个月。

3. 严重程度标准 社会功能严重受损。

4. 排除标准/鉴别诊断

(1)器质性运动障碍:患者无声带异常、双下肢神经系统检查无异常,且其失声是间断性,双下肢不能行走也与心理因素密切相关,故不作此诊断。

(2)抑郁症:患者情绪低落、哭泣流泪,但其突出、核心的症状在于失声、双下肢运动不能,故暂排除此诊断。

(3)急性应激反应:一般是在强烈的精神刺激下发病,起病急骤,病情进展比较迅速,但是持续时间短暂,一般不超过 1 个月。该患者起病有心理因素,但构不成重大应激,其症状表现主要为失声、双下肢运动不能,与急性应激反应的症状不一样,持续时间病程 1 个月,故不作此诊断。

思维引导 1

分离转换性障碍的临床表现多种多样,可以表现为以下任何一种或多种:分离性遗忘、分离性漫游、情感暴发、双重和多重人格、分离性木僵、运动障碍、抽搐大发作、听觉障碍、视觉障碍和感觉障碍等。

分离转换性障碍诊断依据:①发前基本没有征兆,起病急骤。②常发生在无器质性疾病病史的健康人中,尤其是年轻女性。临床表现为意识障碍、阶段性遗忘、情绪发泄,多重人格等特征的精神障碍。③发生常常与患者自身的性格特征有关系,妨碍基本的社会功能。④发生之前常常会有心理社会刺激等因素的影响。⑤症状可以在心理暗示作用下发生、加重和缓解,乃至消失。⑥绝大多数病人第一次发作时是在一定的精神刺激下发病,以后遇到类似的刺激,或回想起这种刺激的时候,也会导致再发。⑦需要排除其他精神疾病和躯体障碍疾病。

此外,诊断时需要注意患者的人格特点,部分患者为表演型人格障碍。表现如下:①引人注意,情绪带有戏剧化色彩。②高度的暗示性和幻想性。不仅有很强的自我暗示性,还带有较强的被他人暗示性。③情感易变化。情感丰富,热情有余,而稳定不足;情绪炽热,但不深,往往给人一种肤浅,没有真情实感和装腔作势甚至无病呻吟的印象。④高度的自我中心。喜欢别人注意和夸奖。

三、治疗过程

(一)心理治疗

1. 疏导 通过书写方式的交流,患者表达了自己对男友的付出、害怕失去男友、对男友与前女友还没有完全断绝关系的愤怒。医生主要是倾听和共情。

2. 解释 患者一开始是不承认自己有病的,更让其痛苦的是情绪上的困扰。通过疏导让其情绪得到排解,使其能够慢慢接受医生的解释。①患者的确是生病了,但这病是可以治的。从开始的抗拒药物到接受药物治疗;心理治疗频率为1周1次,患者希望是1周2次,其主动求治欲望增强。②与男友的关系是本次发病的诱因,其在对爱的渴望打开后,被抛弃的恐惧又被激发。患者接受这个解释。③患者的性格内向,与父母关系疏离,生活中并没有与谁建立心理上真正亲密的关系,也许其心灵有个爱的空洞,对爱既渴望又害怕,这是她此次陷入痛苦漩涡的主要原因。患者在医生做这个解释的下一次治疗时,承认自己心里的确有个空洞。称从小比较缺乏爱,不知道哪里是真正属于自己的空间。

3. 暗示治疗 在与患者建立良好的治疗联盟后,告知其有一种针剂,配合心理和药物治疗,每周打1针,最多打3针,她就能下床走路。在打了2针后,患者腿能动了,打了3针后,她真的下床走路了。正确的暗示治疗有立竿见影的效果,见效后的心理治疗也是很重要的,有助于预防复发。

(二)药物治疗

给予度洛西汀30 mg/d作为起始剂量抗焦虑抑郁治疗,4 d后加量至60 mg/d。

思维引导2

分离转换性障碍的治疗包括心理治疗、药物治疗、物理治疗和家庭健康教育。

心理治疗包括:①共情患者,支持患者的各种表达,通过非言语的、书写和口头言语等,让患者疏泄其在心理事件中引发的各种情绪。②通过对患者的关注,激发患者对自己的关注,激发其主动求治欲望。③解释,建立良好的治疗同盟,向患者解释疾病、症状与曾经的心理创伤、个性因素等之间的关系。④暗示,根据患者易受暗示的特点,予以暗示治疗,可加快症状的缓解或消除。具体的方法有分析性心理疗法、暗示疗法、解释性心理治疗和系统脱敏疗法等。

分离转换性障碍患者常有焦虑、抑郁、失眠、疼痛等症状,根据患者存在的症状,可合并药物治疗。①如果患者伴有焦虑抑郁症状,可以合并抗抑郁药物治疗。②如果患者伴有失眠症状,可以用唑吡坦、苯二氮䓬类药物等改善。③针灸或电兴奋治疗对分离转换性瘫痪、耳聋、失明、失音或肢体抽动等功能障碍,有良好的效果。④对于分离转换性朦胧状态、精神病状态或痉挛发作,很难接受正规精神治疗时,可采用盐酸氯丙嗪25~50 mg im或安定10~20 mg iv,促使患者入睡。急性期后,精神症状仍然明显者,可根据症状对症治疗。

四、护理要点与预后

(一)护理要点

1. 监督患者用药 由于大部分精神类药物在服用时都需要遵循足量、定时原则,而患者普遍依从性差,所以患者家属需要监督患者按时按量服药。

2. 与患者积极沟通 分离转换性障碍是因心理障碍而引发,主要是因为患者在日常生活中遇到问题时,并不能依靠自身能力摆脱心理障碍走出阴影。

3. 督促患者锻炼 应督促患者多进行体育锻炼。

4. 维持良好的生活环境 每天按时打扫卫生、通风、采光,并维持室内温度、湿度。嘱咐患者多饮水,并多参与娱乐活动。

（二）护理的预期目标

分离转换性障碍发作期间，病人在监护下无伤人及自伤行为发生。出现分离转换性瘫痪时，病人在护理下不出现肌肉萎缩、便秘及压疮等并发症。在接受了健康教育指导后。病人能客观评价自身有性格缺陷，或有完善人格的愿望和行为的改变。病人家人可以清楚地复述本病的特点、症状、护理要点等。病人在监护下不出现"漫游症"。

（三）预后

分离转换性障碍的预后一般较好，60%~80%的患者可在1年内自行缓解。大多数急性发作的患者在经过行为治疗、心理治疗、社会支持治疗后症状可缓解。但是慢性患者的预后通常不佳，少数患者若病程很长，或者经常反复发作，则治疗时比较困难。

五、思考题

1. 对分离转换性障碍的心理治疗，有些什么主要的治疗方法和技术？
2. 在对分离转换性障碍的心理治疗中，有可能出现些什么样的挑战？特别是患者出现移情和退行的时候？

六、参考资料

[1]陆林.沈渔邨精神病学[M].6版.北京:人民卫生出版社,2018.
[2]江开达.精神药理学[M].2版.北京:人民卫生出版社,2011.

（常卫利 郎 艳）

第十章　躯体痛苦和躯体体验障碍

案例 23　躯体痛苦障碍

一、病例资料汇总

1. **一般资料**　患者王某某,女,53 岁,退休人员。

2. **主诉**　腹胀、心慌、胸闷 4 年,躯体游走性疼痛 2 年

3. **现病史**　4 年前生气后逐渐出现腹胀、恶心、反酸等不适,与饥饿及进食无明显关系。反复出现心慌、胸闷、心跳加快,持续时间不等,与活动无关,无心前区疼痛及放射性疼痛。患者于多家医院消化科、呼吸科、心内科等就诊,胃镜检查发现"轻度浅表性胃炎",肠镜、幽门螺杆菌、心电图、冠脉造影等均未见明显异常。消化科给予对症支持治疗,症状改善不明显。2 年前患者逐渐出现躯体疼痛,膝关节、背部、腰部等均可出现,无固定部位,针扎样疼痛,就诊于神经内科、疼痛科、骨科等相关科室,行多种检查均未见明显异常,建议精神医学科就诊。情绪焦虑、低落,担心自己的身体健康,害怕自己得罕见疾病,觉得家人不理解、不关心自己,严重时觉得活着没有意思,但没有行为。自发病以来,饮食差,睡眠差,主要表现为入睡困难、早醒,而且夜里有一点声音就容易惊醒。大小便正常,体重下降 5 kg 左右。担心自己的身体健康,不能坚持工作。

4. **既往史**　既往体健。否认重大躯体疾病史。

5. **个人史**　无特殊。病前性格:认真、细致。

6. **婚姻史**　适龄结婚,育有 1 子 1 女。

7. **月经生育史**　12 岁月经初潮,月经周期规律,48 岁停经。育有 1 子 1 女。

8. **家族史**　否认两系三代以内有精神障碍病史。

9. **体格检查**　生命体征平稳,心肺听诊无异常,躯体及神经系统检查未发现阳性体征。

10. **精神检查**

(1)意识:清晰,时间、地点、人物定向完整。

(2)仪态:衣着整洁、得体,无怪异姿态。

(3)面部表情:双眉紧蹙,愁容满面。

(4)接触交谈:合作,主动,对答切题,言语表达流畅、有序,语速无明显加快,主要诉及对躯体症状的痛苦及担忧。

(5)感知觉:患者存在内感性不适,游走性疼痛。未引出幻觉、错觉及感知综合障碍。

(6)思维:对躯体疾病存在先占观念,医学检查及医生的解释均无法打消其对身体存在疾病的疑虑。思维连贯,未及思维联想障碍、思维属性障碍及思维逻辑障碍。

（7）情感：情感反应协调，情绪显低落，称躯体不适及反复就诊严重影响生活质量，伴显著焦虑体验，对躯体疾病颇为担忧，不想到躯体疾病时情绪尚可，对精神科就诊颇感怀疑，称自己是躯体疾病而不是精神心理问题。

（8）意志行为：消极言行。

（9）性症状：性欲减退。

（10）睡眠：入睡困难且早醒。

（11）食欲：食欲减退，体重下降。

（12）智能：正常，智力水平与受教育背景相符合。

（13）自知力：存在，有求治意愿。

11. 辅助检查　血常规、肝功能、肾功能、血糖、血脂、电解质、甲状腺功能、性激素六项等均未见明显异常。肠镜、心电图、脑电图、头颅 MRI 及冠状动脉造影均未见明显异常。

二、诊断与诊断依据

（一）诊断

躯体痛苦障碍。

（二）诊断依据

1. 症状学标准　以多种多样、反复出现、时常变化的躯体症状为主，表现为以下 3 组症状。①消化系统的躯体症状：反复的腹胀、胃胀、反酸、恶心，曾行胃镜检查提示"浅表性胃炎"，加重患者的疾病恐惧与感觉；②呼吸循环系统的躯体症状：反复出现心慌胸闷、心跳加快、气促等；③疼痛症状：躯体多部位的游走性疼痛，经过检查未发现相应的躯体病变，并伴有焦虑抑郁、失眠等。

2. 严重程度标准　严重影响患者的社会功能，不能正常地生活和工作。

3. 病程标准　4 年余。

4. 排除标准/鉴别诊断

（1）躯体疾病：原发性躯体疾病一般具有明确、与症状相称的客观检查结果，其症状主诉相对集中，并能用现有的医学知识来解释。本例中患者为老年女性，需要谨慎排除躯体疾病。该案例病程 4 年余，反复检查未发现明显器质性疾病，且症状具有多样性、多变性，目前不能以某种躯体疾病来解释，故目前暂不考虑躯体疾病的可能。

（2）疑病症：躯体痛苦障碍患者关注点是症状本身及症状的现实影响。而疑病症患者的注意力会更多的指向潜在进行性的严重疾病过程及致残后果。疑病症患者常要求反复检查以确定潜在疾病的性质，或要求医务人员提供保证，而躯体痛苦障碍患者要求治疗以改善痛苦的症状。疑病症患者的躯体疾病往往荒诞而脱离实际，如"一个器官或身体的一部分正在腐烂"。该患者症状与其不符，故目前可排除该诊断。

（3）抑郁障碍和焦虑障碍：躯体痛苦障碍患者往往出现不同程度的焦虑、抑郁情绪，但程度较轻。本案例中患者由于躯体不适反复就诊，从而产生焦虑、抑郁情绪，但患者否认多数时间中情绪显著低落，故尚不符合抑郁障碍的诊断标准，且患者主要表现为对躯体不适的担忧，而广泛性焦虑障碍患者主要表现为对无明确对象或固定内容的紧张不安，故也与焦虑障碍不同。

（4）精神分裂症：某些精神分裂症患者可有躯体不适症状、疼痛症状等，但他们往往对躯体不适症状及疼痛症状漠不关心或对此予以荒谬离奇的解释，常有思维形式障碍或幻觉妄想，患者并不积极求治。而该案例中患者对躯体不适感过分关注，求治动机强烈等，借此可以鉴别。

三、诊疗过程

(一)药物治疗

躯体痛苦障碍患者常伴有焦虑、抑郁、失眠等症状,且与躯体症状互为因果,形成恶性循环。单纯心理治疗起效较慢,可根据患者情况选择应用抗抑郁及抗焦虑药物,以改善不良情绪,早期控制症状。另外,该类患者对药物不良反应非常的敏感,他们一直超敏化地注意着自己身体的感受。因此,应尽可能少用药物,通常需要从低剂量开始用药,同时鼓励病人忍受药物的不良反应,然后再逐渐加量到可以耐受的治疗量范围。结合本例患者病史特点,选用米氮平片、阿普唑仑片联合治疗患者症状。

第1~2周:米氮平片从7.5 mg/d起始,逐渐加量到15 mg/d,同时给予阿普唑仑片0.4 mg辅助改善睡眠。患者消化道症状及心慌、胸闷等症状较前稍改善,睡眠较前明显改善。因患者睡眠症状有所减轻,将阿普唑仑片减量至0.2 mg,鼓励患者白天适量户外运动,积极参加病房文娱活动,白天避免过多卧床,午休不超过40 min。

第3~4周:米氮平片加量至30 mg/d,维持此剂量不变,未见明显药物不良反应。患者腹胀、恶心等较前明显好转,焦虑情绪较前减轻。因患者睡眠较前明显改善,停用阿普唑仑片。其间办理出院,院外继续维持米氮平片30 mg/d治疗。

第8周末:门诊复诊。患者自诉腹胀、反酸、心慌、胸闷等症状明显改善,情绪基本稳定,间断出现躯体疼痛,但程度较前明显减轻,在家可做一些家务活,如洗衣服、做饭等,体重也增加了3 kg。继续给予米氮平片30 mg/d治疗。鼓励患者坚持服药半年左右,如果出现新的情况,及时复诊。

(二)心理治疗

1.支持性心理治疗　建立良好的医患关系是治疗成败的关键,本病患者往往诉及众多躯体症状及漫长而无效的就诊经历,情绪紧张而焦虑。因此医生要耐心倾听,对患者表示关心、理解和同情,让患者对医生产生信任,对治疗抱有信心。

2.认知行为治疗　让患者认识到虽然病痛是他们的真实感受,但并不存在器质性改变,对健康、生命不会带来威胁。纠正患者的错误认知,重建正确的疾病概念和对待疾病的态度,学会与症状共存。认知行为治疗评估中的功能性分析,即确定特殊刺激与结果间的联系,是治疗成功的关键。

3.团体治疗和干预　团体治疗能满足病人对人际关系的需求,并且还可以作为一种媒介,借助它可运用认知行为疗法调整病人的疾病行为。

4.环境及家庭治疗　该治疗调整患者所处的环境对矫正疾病行为、发展健康行为至关重要。协助病人增强对社会环境和家庭的适应能力,鼓励病人学会自我调节,并建立积极、关心、帮助的家庭气氛。

思维引导1

帮助躯体痛苦障碍患者,最重要的是从建立真正的治疗关系开始。在治疗开始时就要重视建立良好的医患关系,要以耐心、同情、接纳的态度对待患者的痛苦和主诉,理解他们躯体体验的真实性,而不是"想象的问题"或"装病"。和患者建立治疗关系后,可以采用认知行为治疗,帮助患者处理患病过程中的"灾难化""以偏概全"等导致不良应对的认知模式,并指导患者用积极的行动,改善应对方式及精神生活品质,从而争取改变症状。

心理治疗的同时,还要考虑躯体治疗或药物治疗。药物治疗主要是针对患者的抑郁、焦虑等情绪症状,选择抗抑郁或抗焦虑治疗。常用的有抗焦虑药物有SSRIs、SNRIs等抗抑郁药物。对慢性疼痛患者,可选择SNRIs、三环类抗抑郁药治疗及镇痛药对症处理。另外,针对有偏执倾向、确实难以治疗的患者可以慎重使用小剂量非典型抗精神病药物,如喹硫平、利培酮、阿立哌唑、奥氮平、氨磺必利等来提高治疗效果。

四、护理要点及预后

(一)护理要点

1.建立良好的治疗性关系。护理团队要利用沟通技巧与病人建立良好的治疗性关系。躯体症状是患者逃避焦虑和维持自我完整性的一种手段,但患者不认为是心理的问题,所以患者认为探索心理冲突不必要,会出现抗拒现象。这就需要护理人员要用温和友善的态度,真诚关怀和照顾患者。护士可通过陪伴患者、耐心倾听患者诉说等来帮助建立关系。

2.充分解释治疗方案,让患者知道是如何进行治疗的,以便配合治疗。

3.引导患者树立正确的健康观念,鼓励患者积极配合治疗,矫正其不良行为,调整生活节奏,合理安排工作、生活与学习。

4.鼓励患者表达其感受。患者的压力源可能来自个人的人际关系冲突,而这些冲突可能是无意识的。若让患者能够在意识层面体会到自己的感受,增进自我觉察,进而能与人分享,是有助于减少压力的。鼓励患者多与外界交往,调整不良的情绪,增强心理承受能力。

5.协助患者建立建设性的应对技巧。协助患者找出那些由于生病角色而获得满足的需要,一起讨论采用更具有适应性的方式来满足这些需要,而不需要依赖躯体症状也能得到别人肯定的方式。如"角色扮演"方式提供练习,为患者提供正向的、切合实际的思维方式和解释,协助患者发展新的认知模式。还可以协助患者找出适合自己的放松技巧,发展调整自己生活形态的计划,如教导患者使用放松技巧、引导想象、深呼吸及视觉听觉上的转移等来减轻症状。

6.治疗期间需要家属的积极配合,良好的家庭氛围对患者的治疗康复有积极影响。家属对躯体化障碍患者要有耐心、有信心,要理性与患者做好充分的沟通,理解患者的痛苦;同时,家属还应了解相应的心理知识,躯体化障碍患者的治疗是一个长期的过程,家属应反复提醒患者其躯体症状不是躯体疾病,是躯体化障碍,帮助其正确应对,反复纠正患者的错误认知。

(二)预后

躯体痛苦障碍是一种慢性波动性病程的疾病。这类患者最初多就诊于综合医院的非精神科。精神科医生遇到的往往是具有多年就诊经验、做过多项辅助检查及用过多种药物治疗效果差的患者。其预后常常与患者的病前人格特征、心理社会因素、情绪变化、对症状的认知模式、患者治疗的依从性等因素有关。一般认为,有明显精神诱发因素、急性起病者预后良好。起病缓慢、病程持续2年以上者,预后则较差。

五、思考题

1.躯体痛苦障碍的主要临床表现是什么?
2.如何评价药物治疗及心理治疗对躯体痛苦障碍治疗的作用?

六、参考资料

[1]陆林.沈渔邨精神病学[M].6版.北京:人民卫生出版社,2018.
[2]江开达.精神药理学[M].2版.北京:人民卫生出版社,2011.

(庞剑月 李恒芬)

第十一章　进食障碍

案例 24　神经性厌食

一、病历资料汇总

1. **一般资料**　患者张某,女性,20 岁,大二学生,未婚。

2. **主诉**　进食减少、消瘦 1 年余,加重伴闭经 3 月余。

3. **现病史**　1 年余前患者因被同学建议当模特后开始减肥,当时患者身高 172 cm、体重约 60 kg,减肥开始每天节食,饭量减少,不吃红肉,吃蔬菜和高蛋白食物,时有嚼完食物再吐出的行为,并每天运动跳操、跳绳,体重逐渐减轻。3 月余前症状加重,体重减至 40 kg,但患者仍怕胖,节食加重,自己曾尝试正常进食,但吃完后有很强的罪恶感,感觉身上的脂肪又重新一寸寸蔓延,又继续节食。饮食逐渐发展到每顿饭只吃一小勺,少量蔬菜,食欲下降,常常无饥饿感。同时患者出现心情低落,对事情不感兴趣,烦躁,易发脾气,懒言少动,头晕目眩,进食后胃胀,伴有闭经、脱发、皮肤干燥、怕冷症状,无暴饮暴食、催吐、导泻等行为。注意力、记忆力下降,无法坚持上课学习,目前休学在家。家属带其至当地医院就诊,行胃肠镜示:慢性胃炎,当地医院医生建议患者至上级医院精神心理科就诊,故至精神科门诊,门诊以"神经性厌食"为诊断收入院。本次起病以来,患者神志清,进食少,体重显著下降 20 kg,睡眠欠佳,小便正常,大便次数少,约 1 周 1 次。无明显冲动、外跑、自伤、自杀行为。

4. **既往史**　否认重大躯体疾病史。

5. **个人史**　足月顺产,自幼生长发育与同龄人无异,6 岁上小学至今,其间学习成绩优异,人际关系欠佳。上有一兄,大其 10 余岁,长期于外地工作,平素关系一般。父亲因工作常不在家,与母亲相处较多,母亲性格认真、要求高,自小对其管教严格,生活学习处处操心。患者病前性格内向、对自身要求高。

6. **婚姻史**　未婚。

7. **月经生育史**　12 岁月经初潮,月经周期 28～30 d,行经 3～5 d,无痛经史,末次月经 2022 年 3 月,目前停经 3 个月。未育。

8. **家族史**　父母及 1 兄体健;否认两系三代家族精神疾病史及遗传病史。

9. **体格检查**　T 36.5 ℃,P 60 次/min,R 18 次/min,BP 91/60 mmHg

身高 172 cm,体重 40 kg,体重指数(body mass index,BMI)= 13.5 kg/m²

患者体形消瘦,面容苍白,皮肤干燥,头发枯黄,余躯体及神经系统检查无阳性体征。

10. 精神检查

(1) 意识:意识清晰,时间、地点、人物定向完整。

(2) 仪态:衣着整洁、得体。

(3) 面部表情:表情痛苦,交谈中泫然欲泣。

(4) 接触交谈:接触合作,问答切题,言语表达流畅,语速适中。

(5) 感知觉:无感觉减退、感觉过敏、内感性不适;无明显错觉、幻觉。存在体像障碍,认为自己胖,体型和体重必要保持目前水平,甚至更低水平。

(6) 思维:思维连贯,存在强迫观念、怕胖的超价观念。

(7) 情感:情绪低落,高兴不起来,认为自己目前状态不好导致学习成绩下降,非常痛苦,认为自己可能不会好,谈到家人总让自己吃饭觉得心烦,精力下降,兴趣减退。

(8) 注意记忆:注意力不集中,记忆力下降,无法坚持学习。

(9) 意志行为:意志活动减退,存在强迫行为、严格控制饮食行为、嚼完食物再吐出的行为,但无暴食、冲动伤人、毁物、外跑、自杀自伤及怪异行为。

(10) 食欲:食欲明显减退,体重明显下降,BMI 13.5 kg/m^2。

(11) 睡眠:睡眠欠佳,存在入睡困难、早醒、醒后难以入睡。

(12) 智能:正常,智力水平与受教育程度相符合。

(13) 自知力:部分存在。承认自己存在并愿意治疗情绪和躯体不适的问题,但仍坚定地认为不存在且不需要治疗体重体型上的问题。

11. 辅助检查　胃肠镜(×医院,×年×月×日):慢性胃炎。

二、诊断与诊断依据 »»

(一)诊断

神经性厌食。

(二)诊断依据

1. 症状学标准　主动造成的进食减少,导致体重显著下降,低于期望值15%以上的水平,BMI 13.5 kg/m^2,并有怕胖的超价观念和体像障碍,存在闭经等内分泌紊乱的症状(表11-1)。

2. 严重程度标准　社会功能受损,生活、学习功能显著受损。

3. 病程标准　总病程1年余,持续性病程,逐渐加重。

4. 排除标准/鉴别诊断

(1) 躯体疾病所致消瘦:本病例中患者存在明显的体重下降、营养不良、闭经等情况,需要排除躯体疾病所致。但患者的临床表现和辅助检查结果不支持躯体疾病所致消瘦。

(2) 回避/限制性摄食障碍:本病例中患者限制进食是对体重增加的恐惧和对体型体重的认知障碍,而回避/限制性摄食障碍的患者回避或限制进食是针对食物特殊性状如颜色、质地厌恶,或对进食的负性后果如噎食恐惧,故排除。

(3) 抑郁障碍:抑郁障碍患者可以表现为进食减少、体重下降、体力下降等症状,但不存在对体重体型的特殊态度和认知障碍。而本病例患者的抑郁继发于进食障碍,可以鉴别。神经性厌食共病抑郁的患者并不少见,需要区分症状出现的先后顺序,继发的抑郁往往在营养恢复后自然缓解,不需要特殊治疗。

表 11-1　各诊断系统中关于神经性厌食诊断的比较

项目	ICD-10	ICD-11	DSM-5	CCMD-3
低体重	体重低于期望值15%以上,或体重指数≤17.5 kg/m^2。青春期前的患者可以表现为在生长发育期内体重增长达不到预期标准	成人体重指数低于18.5 kg/m^2,儿童和青少年的体重低于相应年龄 BMI 的第5百分位数。6个月内减重超过总体重的20%	低于正常体重的最低值,或低于儿童和青少年体重的最低预期值	体重低于期望值15%以上,或体重指数≤17.5 kg/m^2,或在青春期前不能达到所期望的体重增长标准,并有发育延迟或停止
主动采取的造成低体重的行为	有	有	有	有
体像障碍	有	有	有	有
内分泌障碍	有	无	无	有
对生长发育的影响	有	无	无	有
亚型划分	无	限制型和暴食-清除型	限制型和暴食-清除型	无
病程标准	无	无	3个月	3个月
严重程度标准	无	明显、危险性低体重	轻、中、重、极重	无

注:ICD-10 为国际疾病分类第 10 版;ICD-11 为国际疾病分类第 11 版;DSM-5 为美国障碍诊断与统计手册第 5 版;CCMD-3 为中国精神障碍分类诊断标准第 3 版。

三、治疗过程

1. **常规检查**　患者入院后完善血常规、尿常规、大便常规、电解质、甲状腺激素、性激素六项、心电图、心脏彩超、腹部彩超、妇科彩超、脑电图、头颅 MRI、心理测验等检查检验。

结果显示,电解质:钾 3.3 mmol/L;血常规:红细胞计数 $3.51×10^{12}$/L,血红蛋白 83.0 g/L,血细胞比容 0.284 L/L,平均红细胞体积 80.90 fL,平均红细胞血红蛋白含量 23.60 pg,平均红细胞血红蛋白浓度 292.00 g/L,红细胞分布宽度 16.6%;肝功能、肾功能、血脂:总蛋白 50.1 g/L,白蛋白 34.6 g/L,球蛋白 15.5 g/L,前白蛋白 14.50 mg/dL;心理评估:其中 HAMD 示中度抑郁,HAMA 示轻度焦虑。余未见明显异常。

2. **营养治疗**　给予补钾,纠正患者水电解质平衡,并请营养科会诊,制订患者健康体重目标和阶段化的体重目标,进行营养重建。在治疗过程中定期监测生命体征,水电解质、血糖、血常规、心电图等检查检验来评估躯体情况的变化,以调整治疗计划。

3. **躯体治疗**　患者闭经、低蛋白血症未进行特殊处理,随着治疗的进行,症状逐渐改善。但患者贫血,存在临床症状,给予补充铁剂对症治疗,并定期复查。与患者及家属沟通病情及辅助检查结果,增强患者的治疗动机。

4. **精神药物治疗**　给予氟西汀、奥氮平等治疗,注意监测药物不良反应。

(1)第1周,主要处理患者水、电解质紊乱、躯体并发症及进行营养重建,辅以心理治疗,暂未应用精神药物治疗。患者的躯体情况逐渐好转,但仍有怕胖的超价观念、因担心自己成绩而痛苦,存在抑郁、焦虑,存在反复思考、反复整理物品的强迫症状,对营养重建计划完成度不高。

（2）第2~3周,药物治疗上给予氟西汀20 mg/d、奥氮平0.125 mg/d。患者对药物耐受程度可,奥氮平加至2.5 mg/d,患者情绪较前改善,逐渐能够接受体重增加,能配合完成营养重建的计划。

（3）第4~5周,药物加量至氟西汀40 mg/d、奥氮平5 mg/d,患者症状改善,能主动配合完成进食计划,体重增加4 kg,情绪缓解,强迫行为较前减轻,患者出院,维持目前药物剂量,定期门诊复诊及心理治疗。

5. 心理治疗 进行了系统的认知行为疗法及家庭治疗。住院期间进行个体认知行为疗法,每周2次,每次50 min;团体认知行为治疗,每周1次,每次90 min;家庭治疗,2周1次,每次90 min。

6. 半年后随访 患者体重维持约在50 kg左右,月经正常,躯体情况良好。虽患者仍在意体重,在意别人对自己的评价,对自己高要求,但程度较前明显减轻,情绪较稳定,注意力、记忆力改善,能够恢复上学,坚持学业,适当地与同学交流。

思维引导1

心理治疗是进食障碍重要的治疗手段。此处简单介绍认知行为疗法(cognitive behavioral therapy,CBT)和辩证行为疗法(dialectical behavioral therapy,DBT)。

从CBT的角度理解,神经性厌食患者进食行为异常的原因是患者存在功能失调性信念,过分看重自身的体型、体重,自我评价非常低,缺乏掌控感和认同感,为此十分痛苦,为补偿自我的低自尊、低认同感,患者企图通过控制进食、获得理想的体重和体型来获得成就感、价值感、认同感、掌控感等,在问题行为的基础上,造成了患者躯体诸多的变化,患者的愿望显然很难实现,由此形成恶性循环。

DBT结合了传统的认知行为疗法和东方禅学的辩证思维,主要包括四个基本技能模块:正念、情绪调节、痛苦耐受和人际效能。最初DBT用于边缘型人格障碍的治疗,现被证实对进食障碍也有良好的疗效。

四、护理要点与预后

(一)护理要点

1. 患者消瘦、营养不良,存在躯体风险,需要关注患者的躯体情况,监测生命体征,监测液体出入量,定期监测电解质、血糖并进行血常规、心电图等检验检查。

2. 患者存在怕胖的超价观念,拒绝承认自身问题、对疾病认识不足,需要激发并维持患者的治疗动机。密切观察患者是否有藏食、催吐、导泻、过度运动、自伤、自杀等行为,监测体重及排泄情况,观察患者是否按饮食计划进食。患者在逐渐恢复饮食的过程中要注意观察患者的情绪变化,及时干预。

3. 在整个治疗过程中要与患者及家属建立良好的治疗联盟,做好患者及家属的健康教育工作,带领并鼓励患者积极参与工娱活动。

(二)预后

关于神经性厌食的预后,因随访时间和随访人群的不同,结果差异较大。有一项神经性厌食10年内的随访结果显示:50%的患者达到痊愈,15%的患者仍有某些症状,15%的患者转为神经性贪食,10%的患者仍未愈,另有10%的患者死亡。我国大陆一项随访结果显示,康复患者占比为56.1%,明显好转患者占比为33.3%,好转患者占比为5.3%,恶化或无变化患者占比为5.3%。这些资料主要来源于对临床就诊病例的调查,因为临床病例常病情重、患病时间更长或存在并发症,所以这些预后不乐观,但仍值得临床医生参考。与预后良好有关的因素有:发病年龄小、病程短、不隐瞒症状、不幼稚、能够改变对自己的评价、具有非典型特征(如没有怕胖心理、没有体像障碍)等。

五、思考题 »»

1. 简述神经性厌食的诊断标准及鉴别诊断。

2. 如何制订神经性厌食的治疗方案?

3. 从认知行为治疗的角度如何理解神经性厌食患者?

六、参考资料 »»

[1]陆林.沈渔邨精神病学[M].6版.北京:人民卫生出版社,2018.

[2]郝伟,陆林.精神病学[M].8版.北京:人民卫生出版社,2018.

[3]王向群,王高华.中国进食障碍防治指南[M].北京:中华医学电子音像出版社,2015.

[4]孔庆梅.中国进食障碍防治指南解读[J].中华精神科杂志,2018,51(6):355-358.

(吕培培　李淑英)

第十二章　睡眠障碍

案例 25　非器质性失眠症

一、病史资料总结

1. **一般资料**　患者刘某某,女,49岁,职员。

2. **主诉**　眠差10年余,加重半年。

3. **现病史**　10年前丈夫去世后因感觉生活压力大逐渐出现睡眠差,睡前胡思乱想,很晚才能入睡,逐渐发展至入睡困难,凌晨1~2点才能入睡,白天精神状态差,容易流泪、哭泣,经常回想丈夫活着时候的事情。后流泪、哭泣等情绪逐渐好转,但睡眠问题逐渐加重,早醒,醒后很难入睡,多梦,白天头脑昏沉,工作效率下降,有时因此心烦、急躁,容易发脾气,自觉睡眠好时情绪稳定。9年前至省中医学院附属医院就诊,诊断不详,给予中草药治疗半年余,多梦改善,仍有入睡困难、早醒,每日睡3~5 h不等,遇事时有时整夜不眠。后至当地医院神经内科就诊,按"失眠"给予"复方地西泮1~2片/d"治疗,自诉服药时睡眠明显好转,但不能停药,停用立即睡不好,后间断服用。4年前至门诊就诊,诊断"失眠",给予"阿戈美拉汀25 mg/d"治疗,多梦及早醒稍改善,自行增加"阿戈美拉汀"剂量至50 mg/d,每日可睡5 h,白天状态尚可,基本可正常工作,但因经济原因未能坚持服用,2年前停用。之后间断在当地诊所给予"阿普唑仑0.8 mg/d"或"艾司唑仑2 mg/d"应用,服用后能睡4~5 h,不服则睡2~3 h。半年前上述情况加重,服用"阿普唑仑0.8 mg/d"或"艾司唑仑2 mg/d"只能睡3 h,白天昏沉,容易心烦急躁,什么都不想做,只想睡觉,躺床上却无法入睡,记忆力差,常丢三落四,工作频繁出错。被家人得知后带其前来住院,以"睡眠障碍"收入院,自发病以来食欲尚可,夜眠差,大小便基本正常。

4. **既往史**　高血压病3年,最高达165/100 mmHg,现服用"厄贝沙坦150 mg/d"治疗,血压控制可。否认心脏病病史;否认糖尿病、脑血管疾病病史;否认肝炎、结核、疟疾病史;预防接种史不详;无外伤、手术、输血史;无食物、药物过敏史。

5. **个人史**　无疫区、疫情、疫水接触史;无牧区、矿区、高氟区、低碘区居住史;无化学性物质、放射性物质、有毒物质接触史;无吸毒史,无吸烟、饮酒史;否认冶游史。病前性格胆怯、不好交际。

6. **婚姻史**　20岁结婚,夫妻感情和睦,10年前丈夫因车祸去世,未再婚。

7. **月经生育史**　14岁月经来潮,之后月经周期规律,月经量中等,颜色正常。育有2子。

8. **家族史**　父因心脏疾病去世,母体健;姊妹3人,1弟1妹均体健;2子体健。否认家族中二系三代以内存在类似病史,无家族性遗传病史。

9. **体格检查**　生命体征平稳,皮肤黏膜无黄染,全身浅表淋巴结未触及肿大,心、肺听诊未闻及异常,肝、脾肋缘下未触及,腹部无压痛、反跳痛,神经系统生理反射存在,病理征未引出。

10. **精神检查**

(1)意识:意识清晰,时间、地点、人物定向完整。

(2)仪态:年貌相符,服饰整洁。

(3)面部表情:表情显焦虑,愁眉不展。

(4)接触交谈:接触合作,问答切题,语量正常,语速适中。

(5)感知觉:未引出错觉、幻觉和感知综合障碍,无感觉减退、感觉过敏,否认躯体不适的症状。

(6)思维:思维显迟缓,语量适中,交流过程基本流畅,未引出思维形式、内容及连贯性方面的障碍。

(7)情感:存在明显的焦虑情绪,对睡眠问题感到担忧,担心自身疾病是否能治好,自诉心情差主要与睡眠有关,睡好时心情也会随之好转。未发现显著的心境低落,有兴趣的下降,病前的爱好也不想做,否认消极观念。情感反应及内心感受与周围环境相协调。

(8)注意记忆:交谈中注意力不集中,周围有其他声音时(他人说话的声音)会扭头查看。记忆力差,经常丢三落四,东西刚放到一个地方,随后就想不起来,自觉跟睡眠不好有关。

(9)意志行为:意志活动减退,无明显激越行为。无自杀观念及行为。

(10)食欲:食欲一般,进食量尚可,体重无明显变化。

(11)睡眠:睡眠差,入睡很慢,早醒,自诉每天最多睡 3 h,有时整夜不睡,为此痛苦。

(12)智能:一般社会常识、理解力及判断力基本正常。计算力较差,对简单计算反应速度慢,且出现错误。

(13)自知力:存在。承认自己睡眠不好,并因此有时有情绪方面的问题,主动要求治疗。

11. **辅助检查**

HAMD 评分 8 分,HAMA 评分 13 分,匹兹堡睡眠质量指数评分 17 分。

二、诊断与诊断依据

(一)诊断

①非器质性失眠症;②高血压 2 级(中危)。

(二)诊断依据

1. **症状学标准**　以失眠为主要表现,主要表现为入睡困难,早醒,睡眠时间短且质量差,且因对睡眠的不满意产生明显的苦恼。

2. **严重程度标准**　已严重影响患者生活和工作。

3. **病程标准**　上述症状每天出现,持续半年,总病程 10 年余。

4. **排除标准/鉴别诊断**

(1)广泛性焦虑障碍:该病主要临床表现为精神性焦虑(核心症状是精神上的过度担心)、躯体性焦虑(表现为运动性不安与肌肉紧张)、自主神经功能紊乱(表现为心动过速、胸闷气短、头晕头痛、胃部不适、便秘或腹泻等)以及其他症状(表现为疲劳、抑郁、强迫、恐惧、失眠、惊恐发作以及人格解体等)。本病例患者的焦虑情绪继发于失眠,且焦虑情绪在病史中并非大部分时间存在,故排除该诊断。

(2)抑郁障碍:该病主要临床表现为核心症状、心理症状群与躯体症状群三个方面,其中躯体症状群包括睡眠障碍,即睡眠问题只是抑郁障碍诸多症状之一。本病例中患者有抑郁情绪,但与焦虑情绪类似,均为继发于失眠,故不支持诊断抑郁障碍。

思维引导 1

　　失眠可以作为独立疾病存在(失眠障碍),也可以与其他疾病共同存在(共病性失眠障碍)或是其他疾病的症状之一。在诊断失眠时需要区别是单纯的失眠障碍、共病性失眠障碍或失眠症状。失眠症的诊断思路和流程图可参考《中国失眠障碍诊断和治疗指南》(张斌主编)(图12-1)。

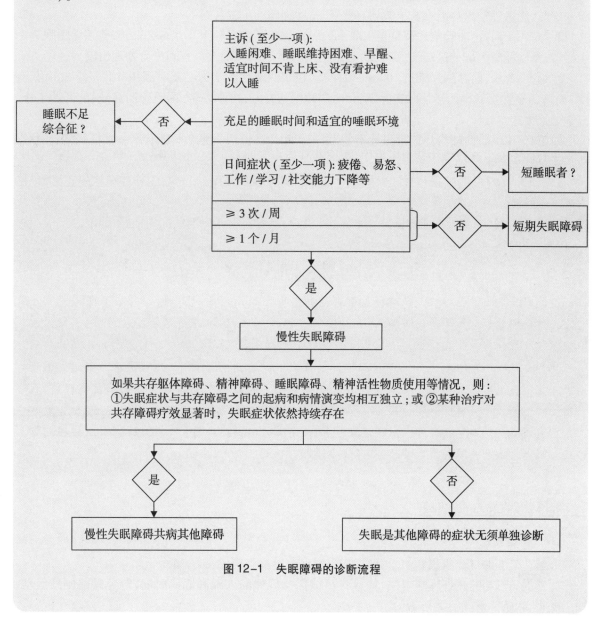

图 12-1　失眠障碍的诊断流程

三、治疗过程

(一)非药物治疗

　　对患者进行睡眠卫生宣教,建议非睡眠时间不要卧床,作息规律,即使夜间睡眠不好也要保持规律的起床和入睡时间,白天进行适量运动;同时告知不要过度关注睡眠,顺其自然,以防因过度关注而导致睡眠问题加重。另外了解患者睡眠问题有生活事件诱因,同时予以心理治疗。

(二)药物治疗

考虑到患者伴有明显的焦虑抑郁情绪,首选具有镇静作用的抗抑郁药,另外患者长期失眠,快速改善睡眠可使患者对治疗有信心,可以短期使用小剂量苯二氮䓬类药物来快速改善睡眠状况。因此,选择曲唑酮片联合小剂量氯硝西泮片,具体治疗过程如下。

1. 第1~2周,给予曲唑酮片25 mg/d、氯硝西泮片1 mg/d应用,并将曲唑酮片逐渐加量至50 mg/d。患者感觉入睡困难及早醒均有好转,每晚能睡5 h左右。

2. 第3~4周,将曲唑酮片调整至100 mg/d,氯硝西泮片减量至0.5 mg/d。患者感觉睡眠进一步好转,每晚能睡7 h左右,自觉脑子反应较前稍快,晨起稍感困乏。其间患者办理出院。

3. 第5~8周,曲唑酮片维持100 mg/d不变,氯硝西泮片调整为必要时服用0.5 mg。患者只有1/3时间需要服用氯硝西泮片改善睡眠,余时间睡眠均良好,情绪好转,困乏感明显减轻,开始工作,自觉记忆力逐步好转。

4. 第9~12周,曲唑酮片剂量保持不变,氯硝西泮片已停用。患者睡眠状况一直良好,工作状态基本恢复到正常水平,记忆力好转。

5. 第13~16周,曲唑酮片继续保持100 mg/d。睡眠状况及情绪稳定,工作完全恢复正常,记忆力进一步好转。

6. 17周之后,一直维持曲唑酮片100 mg/d治疗,患者自觉各方面状况均良好、稳定。

思维引导2

美国睡眠医学会对于失眠障碍患者在单独或联合使用药物治疗时,推荐的一般用药顺序为:①短、中效苯二氮䓬受体激动剂(包括唑吡坦、右佐匹克隆、扎来普隆和替马西泮)或褪黑素受体激动剂如雷美替胺。②其他苯二氮䓬受体激动剂或褪黑素受体激动剂。③具有镇静作用的抗抑郁药(如曲唑酮、米氮平、氟伏沙明、多塞平),尤其适用于伴有抑郁/焦虑障碍的失眠患者。④联合使用苯二氮䓬受体激动剂和具有镇静作用的抗抑郁药。⑤处方药如抗癫痫药、抗精神病药物不作为首选药物使用,仅适用于某些特殊情况和人群。⑥巴比妥类药物、水合氯醛等,虽已被美国FDA批准用于失眠的治疗,但临床上并不推荐应用。⑦非处方药如抗组胺药常被失眠患者用于失眠的自我处理,临床上也不推荐使用。

四、护理要点与预后

(一)护理要点

1. 营造良好的灯光氛围和给予舒适的寝具,尽量给患者提供良好睡眠环境。

2. 督促患者培养良好睡眠习惯,如应尽可能保持规律的入睡和起床时间,避免睡前剧烈运动,饮用咖啡、浓茶等情况。

3. 帮助患者保持良好心态,不过度关注睡眠情况,通过转移注意力缓解患者对睡眠的焦虑。

4. 病情有变时督促患者及时就医,如失眠问题加重,或焦虑、抑郁情绪显著持续存在时。

(二)预后

在随访研究中发现,接近一半的成年人呈持续失眠状态,失眠的病程呈波动性。部分失眠患者在某一段时间里失眠症状是缓解的。存在失眠病史的人群,失眠的新发病率比没有失眠病史的人群要高。此外,失眠的病程转归还包括其他方面的后果,比如精神障碍、躯体障碍及死亡等。最近的研究显示,失眠障碍和重性抑郁障碍的关系并非仅存在单一的从属关系。有研究发现,一方面,失眠症状可导致原本无抑郁症状的患者发生重性抑郁障碍的风险增加2倍;另一方面,原本存在的焦虑和抑郁症状,也可以预测1年后失眠症状的严重程度。还有研究发现,失眠是许多慢性疾病的独立危险因素,如失眠伴有客观短睡眠时间,会显著增加一系列不良后果发生的风险,包括高血压、糖尿病、认知功能损害、抑郁,甚至死亡等。

五、思考题

1. 失眠症如何诊断? 具体的诊断流程是什么?
2. 失眠症的治疗方式有哪些?
3. 除了药物治疗以外,失眠症还有哪些治疗方式?

六、参考资料

[1]张斌.中国失眠障碍诊断和治疗指南[M].北京:人民卫生出版社,2016.
[2]陆林.中国失眠障碍综合防治指南[M].北京:人民卫生出版社,2019.
[3]郝伟,陆林.精神病学[M].8版.北京:人民卫生出版社,2018.

（庞礼娟　宋学勤）

第十三章　神经发育障碍

案例 26　儿童孤独症

一、病史资料汇总

1. **一般资料**　患者孙某某,男性,5 岁,幼儿园学生。

2. **主诉**　言语发育迟缓、不合群 3 年。

3. **现病史**　3 年前开始(2 岁时),平时自己在家玩耍,很少与家里人互动,对父母很少有主动要求,父母喊他名字,或者要求他做一些事情,通常难以做出应有反应,当自己需要上厕所或其他需求时,能够拉着大人的手,或手指某物,表达自己需求。1 岁时能简单发声,喊叫"爸爸""妈妈",之后语言发育迟缓,到两岁时,只会喊"爸爸",目前言语量有所增加,但难以说完整句子,只能说个别词语,不能区分人称代词"你""我""他",在父母教育下,能够认识一些汉字。上幼儿园,很少与同龄人一起玩耍,平时到公园或上街时从不关注周围的同龄儿童,见到其他儿童在一起玩耍时,没有参与其中的愿望。在幼儿园,不听从老师指令,不能跟同龄儿童完成集体游戏,一个人玩耍,或没有目的地跑来跑去。喜欢一个人玩汽车、积木玩具,玩玩具时缺乏目的性,经常给玩具按照颜色或大小排序,有时一个人可以玩耍两三个小时,在玩耍时对别人问话缺乏反应,其间有人打断游戏,或将排列的玩具打乱,患者表现出明显不安、大吵大闹。一般情况可,睡眠、食欲可,大小便未见明显异常。

4. **既往史**　无高血压、心脏疾病病史,无糖尿病、脑血管疾病病史,无肝炎、结核、疟疾病史,预防接种史随社会进行。无外伤、输血史,无食物、药物过敏史。

5. **个人史**　排行第二,上有 1 兄,体健。母孕期体健,否认母孕期特殊药物服用史,否认母孕期化学性物质、放射性物质、有毒物质接触史。动作发育未见异常,语言发育迟缓。

6. **家族史**　父母身体健康,1 兄身体健康。否认两系三代内精神分裂症、分裂情感性障碍、双相障碍、抑郁障碍、精神发育迟滞等精神障碍病史。

7. **体格检查**　生命体征平稳,躯体及神经系统检查未发现阳性体征。

8. **精神检查**　意识清楚,服饰整洁,接触差,对医生问话不答,对陌生环境没有表现出紧张、害怕,对陌生人、熟悉的人没有明显区别,在诊室中来回走动,缺乏目的性,对父母的话也缺乏反应,面部表情缺乏,缺乏主动眼神沟通,阻止其行为时,表现为明显烦躁、不安。

9. **辅助检查**

儿童孤独症评定量表评分 38 分。

韦氏学龄前儿童智力量表评分 75 分。

头颅 MRI、脑电图、血常规、肝功能、肾功能、甲状腺功能等均未见明显异常。

二、诊断与诊断依据

(一)诊断

儿童孤独症。

(二)诊断依据

1. 症状学标准　存在明确社会交往障碍,语言发育迟缓,兴趣范围狭窄,刻板、重复行为。

2. 病程标准　起病于 3 岁以前。

3. 严重程度标准　症状导致明显社会功能损害。

4. 排除标准/鉴别诊断

(1)躯体疾病所致:根据现有检查结果,暂时不考虑躯体疾病(尤其是脑部疾病)所致可能。

(2)精神发育迟滞:患儿智力测试75分,处于边缘水平,需要考虑精神发育迟滞的可能,精神发育迟滞患儿的主要表现是智力低下和社会适应能力差,但仍然保留与其智能相当的交流能力,没有孤独症特征性的社会交往和言语交流损害,同时兴趣狭窄和刻板、重复行为也不如孤独症患儿突出。

(3)精神分裂症:儿童少年精神分裂症多起病于少年期,极少数起病于学龄前期,无 3 岁前起病的报道,这与儿童孤独症通常起病于婴幼儿期不同。该症部分临床表现与儿童孤独症类似,如孤僻离群、自语自笑、情感淡漠等,还存在幻觉、病理性幻想或妄想等精神病性症状。该症患儿可能言语减少,甚至缄默,但言语功能未受到实质性损害,随着疾病缓解,言语功能可逐渐恢复。

(4)选择性缄默症:患儿存在言语交流的异常。但是选择性缄默的患儿讲话时有明显的选择性。在家能与家人正常交谈,在社交场所拒绝言语交流,但能够通过肢体语言或单音节词语与人沟通,能够理解别人的讲话,而孤独症患儿在任何场合表现都是一样的。

(5)强迫症:患者存在一定刻板、重复行为,需要考虑强迫性行为可能,但患者无明显痛苦的主诉,也没有反强迫的意识。

思维引导 1

在临床事件中,有许多量表可用于辅助诊断孤独症,具体如下。

1. 常用筛查量表

(1)孤独症行为量表(Autism behavior checklist,ABC):适用于 2 ～ 14 岁的儿童。

(2)克氏孤独症行为量表(Clancy autism behavior scale,CABS):针对 2 ～ 15 岁的人群,适用于对儿童进行快速筛查。

2. 常用诊断量表　儿童孤独症评定量表(Childhood autism rating scale,CARS)是常用的诊断工具,适用于 2 岁以上的人群。

此外,孤独症诊断观察量表(Autism diagnostic observation scale,ADOS)和孤独症诊断访谈量表修订版(Autism diagnostic interview-revised,ADI-R)是目前国外广泛使用的诊断量表,我国尚未正式引进和修订。

三、治疗过程

患者年龄小,采取教育训练的治疗方式,暂不予药物治疗,采用行为矫正、教育训练的综合干预措施,改善核心症状,矫正不良行为,培养生活自理、独立生活的能力,增加人际交往,提高生活质量;告知家属要坚持长期进行干预,告知家属护理注意事项(详见护理要点)。

思维引导2

儿童孤独症的治疗以教育干预为主,药物治疗为辅。根据患儿的具体情况,采用教育干预、行为矫正、药物治疗等综合干预措施。

1. **教育干预**　目的在于改善核心症状,同时促进智力发展,培养生活自理和独立生活能力,减轻残疾程度,改善生活质量。

(1)干预原则:①早期长程。早期诊断、早期干预、长期治疗。②科学系统。使用明确有效的方法对患儿进行系统的教育干预。③个体训练。针对患儿在症状、智力、行为等问题,开展有计划的个体训练。④家庭参与。给予家庭全方位的支持和教育,提高家庭参与程度,帮助家庭评估教育干预的适当性和可行性,并指导选择科学的训练方法。

(2)干预方法:①行为分析疗法,采用行为主义原理,以正性强化、负性强化、区分强化、消退、分化训练、泛化训练、惩罚等技术为主。②孤独症以及相关障碍患儿治疗教育课程。③人际关系发展干预(relationship development intervention,RDI),RDI是人际关系训练的代表。④其他干预方法,如地板时光、图片交换交流系统、共同注意训练等。

2. **药物治疗**　目前尚缺乏针对儿童孤独症核心症状的药物,药物治疗为辅助性的对症治疗措施。

一般来说,抗精神病药用于治疗患儿攻击行为,易怒、刻板行为等;抗抑郁药用于合并情绪问题的患儿,改善患儿情绪,刻板、重复行为;注意缺陷、多动治疗药物用于合并注意缺陷多动障碍患儿,改善患儿注意力缺陷,多动、冲动行为。此外,近年来有运用中医方法治疗的个案报告,但治疗效果有待验证。

四、护理要点与预后

(一)护理要点

首先对患儿进行全面评估,通过接触、观察患儿以及向父母了解情况,评估以下内容:①与父母和周围人交往能力障碍;②语言和非语言交流能力障碍;③重复刻板的行为改变;④适应能力改变;⑤感知觉反应障碍;⑥关于智力发育迟滞的表现;⑦家庭状况评估;⑧社会支持。

评估发现,该患儿存在与父母和周围人交往能力障碍、语言和非语言交流能力障碍、重复刻板的行为改变、感知觉反应障碍。护理措施包括:①鼓励患儿用言语表达自己的要求;②与孤独症患儿谈话时尽量使用简单明确的言语;③鼓励母亲去与患儿说话;④训练注意;⑤让患儿模仿动作,使其意识到别人的存在;⑥帮助患儿学习姿势性语言;⑦提高语言交往能力;⑧利用游戏改善交往。

(二)预后

儿童孤独症一般预后较差。近年来,随着诊断能力、早期干预、康复训练质量的提高,儿童孤独症的预后正在逐步改善。部分儿童孤独症患儿的认知水平、社会适应能力和社交技巧可以达到正常水平。

儿童孤独症的预后受到多种因素的影响,包括以下几个方面。

1. **诊断和干预的时间**　早期诊断并在发育可塑性最强的时期(一般为6岁以前)对患儿进行长期系统的干预,可最大程度改善预后。对于轻度、智力正常或接近正常的儿童孤独症患儿,早期诊断和早期干预尤为重要。

2. 早期言语交流能力 早期言语交流能力与儿童孤独症预后密切相关,早期(5岁前)或在确诊为儿童孤独症之前已有较好言语功能者,预后一般较好。

3. 病情严重程度及智力水平 儿童孤独症患儿的预后受病情严重程度和智力水平影响很大。病情越重,智力越低,预后越差;反之,病情越轻,智力越高,预后越好。

4. 有无伴发疾病 儿童孤独症患儿的预后还与伴发疾病相关。若患儿伴发脆性X染色体综合征、结节性硬化、精神发育迟滞、癫痫等疾病,预后较差。充分了解影响患儿预后的因素,积极采取治疗措施,对改善患儿病情,促进患儿发展具有重要的意义。

五、思考题

1. 孤独症的主要临床表现有哪些?
2. 孤独症的治疗原则是什么?
3. 孤独症主要的评估工具有哪些?

六、参考资料

[1]郭兰婷,郑毅.儿童少年精神病学[M].2版.北京:人民卫生出版社,2016.
[2]杜亚松.儿童心理障碍诊疗学[M].北京:人民卫生出版社,2013.

（马全刚 郎 艳）

案例27 注意缺陷多动障碍

一、病历资料汇总

1. 一般资料 患者赵某某,男性,9岁,小学三年级学生。

2. 主诉 注意力不集中、不服管教2年余。

3. 现病史 患儿2年余前进入小学后,上课不能注意听讲,考试的时候总是犯粗心的错误,学习时容易受外界环境打扰,容易丢三落四,上课小动作多,在课堂上来回走动;与同学关系差,无故招惹同学,朝同学吐口水。与同学吵架、打架;回家作业不完成,不服从家人管束,学习成绩差。现为进一步治疗前来就诊。发病以来,饮食略差,睡眠、大小便均可,在外有打人行为,否认自杀、自伤行为。

4. 既往史 变应性鼻炎史多年,春秋季节易发作。否认其他重大躯体疾病史。

5. 个人史 家中独子,母孕期先兆流产而行保胎治疗。足月剖宫产,出生时无异常。自幼由祖父母抚养,幼时生长发育可。病前性格:大胆,爱冒险,脾气倔强,容易与家人冲突、发脾气。

6. 家族史 否认两系三代以内精神障碍史。

7. 体格检查 生命体征平稳,心肺听诊无异常,躯体及神经系统检查未发现阳性体征。左手腕可见多处划痕。

8. 精神检查

(1)意识:清晰,时间、地点、人物定向完整。

(2)仪态:衣着整洁、得体。

(3)面部表情:交谈中,患儿较放松,谈及读书等事宜时,表情变得严肃,自觉内疚,但不久岔开话题。

（4）接触交谈：主动合作，对答切题，经常抓衣领，玩手指，容易走神；言语表达流畅、有序，语速常常偏快，容易插话，有时显得不能顾及环境及他人反应，侃侃而谈，显兴奋。交谈中被动注意增强，常常东张西望，容易受到周围事物影响，显得注意力不能集中。

（5）情感：情绪反应与谈话内容相适切，总体情感反应协调。

（6）感知觉：未引出错觉、幻觉等感知觉障碍，未引出感知综合障碍。

（7）思维：思维联想速度略快，但未引出夸大妄想，思维连贯，未引出思维逻辑障碍，否认被害妄想，否认关系妄想，否认内心被洞悉感。

（8）意志行为：患儿对读书有恐惧感，自觉学习困难，愿意改过，但是兴奋起来后就不容易自控。承认吓唬老人是错误的，但是感到有趣，难以自制。

（9）睡眠：睡眠需求较同龄人略少，但无明显睡眠障碍。

（10）食欲：进食量较同龄儿童略少。

（11）智能：初查尚可，智力水平与受教育背景基本相符合。

（12）自知力：部分存在，对自身的行为有后悔，但对自己的好动不宁不能充分认识。

9.辅助检查　①院内：头颅 CT、脑电图正常，智商测定正常，血常规、肝功能、肾功能、电解质等均未见异常。②院外：脑 MRI、脑电图等均未见异常。

二、诊断与诊断依据

（一）诊断

注意缺陷多动障碍（attention deficit hyperactivity disorder，ADHD）。

（二）诊断依据

1.症状学标准　患者存在多动，注意力不能集中，容易受外界打扰，容易开小差，容易犯粗心的错误，好动不安，爱插话，话多，逐渐出现与家长对立。

2.病程标准　患者 12 岁之前起病，时间超过半年。

3.严重程度标准　患者起病早，近年来病情加重，学习功能受损明显：在校学业完成困难，有部分社交困难。

4.排除标准/鉴别诊断

（1）正常活泼儿童：正常活泼儿童尤其是学龄前期儿童在生长发育过程中，天真活泼、调皮爱动、对新鲜事物或陌生环境有好奇心，活动量较大，在需要安静的时候可以安静下来。ADHD 患儿从活动量上较正常儿童显著增多，多动不分场合，且行为常具有冲动性、破坏性、不计后果，并且这些行为影响患儿的学习生活交往等。

（2）双相障碍：患儿在病史中有明显的动作多、话多、情绪容易兴奋，行为缺乏自控力；在精神检查时有明显的兴奋，滔滔不绝，因此需要和躁狂发作相鉴别。但是，患儿的情况是生长的过程中逐渐发生并且持续存在的，表现出连续性病程和发育性特点，而躁狂发作是类发作性疾病，而从临床特点来说，患儿主要表现为多动、容易兴奋，没有明显的心境高涨；言语虽然滔滔不绝但没有典型的思维奔逸特点，而行为增多是患儿的惯性表现，并非发作性，故本病例考虑为多动障碍，以及其继发的系列行为问题。

思维引导 1

由于 ADHD 在学龄期更多见，且症状无特异性（可见于多种疾病），缺乏具有诊断意义的病因学或病理学改变，辅助诊断的客观体征与实验室资料少，须将各种资料综合分析后再进行诊断。

对于儿童和青少年也不应该忽略躯体及神经系统的检查。常规的体格检查及神经系统检查对于发现导致症状的躯体病因有帮助，并排除治疗禁忌证(如心脏病、肝功能、肾功能不全等)。

常用心理评估量表主要如下。

1. 儿童行为评定量表　主要有父母用、教师用、专业人员用量表，年长儿则常用自评量表。

2. 父母评定量表　是对儿童行为进行评定的方法中应用最广泛的一种。

3. Conners 成人 ADHD 诊断会谈　适用于临床医生临床晤谈。

4. Kiddie-SADS 诊断会谈　用于评估儿童期 ADHD 症状。

至少 1/3 的 ADHD 儿童合并有其他障碍，研究显示 ADHD 共病患病率位于前几位的是：对立违抗障碍、品行障碍、焦虑障碍和抑郁障碍。临床医师在诊断 ADHD 时，要考虑到合并的其他疾病。反之，在诊断这些疾病时，也要考虑合并 ADHD 的可能。

三、治疗过程

(一)行为管理治疗

行为管理治疗更适合于 6 岁以下儿童，该患者年龄较大，但仍可辅助行为管理的方法对患儿的行为进行矫正。包括制定行为规范，制定相应的奖励、惩罚制度。同时，治疗还需要将患儿的父母亲邀请进来，告诉他们行为管理的意义。帮助他们制定在家庭中可以使用的行为管理方法。非药物治疗，尤其是行为管理，在 ADHD 的治疗当中扮演了相当重要的角色，是不容忽视的重要一步。

(二)药物治疗

该患者选择哌甲酯控释片 18 mg/d，在用药开始后患者上课能集中注意力，不再左顾右盼，跟他说话时不再左耳朵进右耳朵出，上课也不再总招惹他人，不再东摸西摸。但仍然不能坚持快速完成作业，仍然总是犯粗心的错误，在 1 个月复诊时将哌甲酯控释片的剂量增加至 36 mg/d，患者进步明显，恶作剧减少，不再故意惹恼别人。

思维引导 2

在 ADHD 治疗中，行为治疗是一种重要的非药物治疗方法，经循证医学研究显示与兴奋剂同属一线治疗。行为治疗是把治疗的重点放在可观察到的外在行为上，应用"学习的原则"，根据具体的治疗步骤改善非功能性或非适应性行为，建立良好行为。

ADHD 的药物治疗：对于 ADHD 的药物治疗需要把握标准。首先对于症状轻微的患儿并不直接主张药物治疗，而以行为干预为主，但是对于症状明显且伴有明显功能损害的患儿需要考虑药物治疗。主要推荐药物有以下几类。

1. 中枢兴奋剂　哌甲酯：是治疗 ADHD 患儿的一线药物。一般用于 6 岁以上患儿及成人 ADHD 患者，6 岁以下儿童要慎重使用，共病癫痫患者禁用。

2. 非兴奋剂　托莫西汀一般不会导致滥用或成瘾，也不会诱导抽动症状。对存在共病的 ADHD 患儿同样具有良好的治疗效果，尤其是对于共病抑郁障碍、焦虑障碍时效果更好。

3. 其他推荐药物　①三环抗抑郁药：可改善多动和注意障碍，但改善认知的作用不如哌甲酯。由于不良反应较大，应用已很少。②文拉法辛：治疗儿童和成人 ADHD 后多动症状。③α 受体激动药：主要有可乐定和胍法辛。临床应用于共病抽动障碍、对立违抗障碍的 ADHD 患儿。

4.其他 我国有许多中医方剂可用于治疗 ADHD,但仍缺乏大样本、双盲、随机对照研究证明其疗效。

四、护理要点及预后

(一)护理要点

建议患儿的父母改变原有的教育方法,在接纳和尊重孩子的基础上,增加孩子的责任感,与之讨论要解决的问题和解决方法。

(二)预后

虽然早期有学者曾认为,ADHD 是童年期的问题,随着年龄的增长,症状会逐渐减轻。然而,越来越多的随访研究发现其预后较差,约 2/3 的患儿成人后仍有明显症状,从而导致其工作、学习、家庭、人际关系等社会功能受损。

由于时间的推移、自身的发育,成人 ADHD 的症状与儿童期和青少年期均有所区别,ADHD 患儿儿童期的三大主症中的注意缺陷在成人 ADHD 中表现为在开会、阅读、文书工作时很难维持注意力,做事拖延、缓慢、效率低,以及时间管理差等;冲动症状表现为低挫折耐受性;而多动症状在 ADHD 的成人中常常表现为内心不安宁感。

这些 ADHD 患者在成人期社会功能的各个方面(如教育、职业和人际关系等)都出现持续损害,在教育方面,ADHD 患者普遍受教育程度低、经常留级或者不能毕业,即使读到高中也约有 30% 的人不能正常毕业,仅 20% 的 ADHD 患者可进入大学学习,而仅有 5% ~12% 最后可完成大学学业;在职业方面,其职位通常较低,工作成绩较差,经常被解雇;在人际关系方面,表现为社交技能和交流技巧不足,缺少亲密朋友,离婚率更高,更多人抱怨对目前婚姻状况不满。

五、思考题

1. 简述 ADHD 的核心症状、诊断要点和治疗原则。
2. 请简述 ADHD 合并行为问题的发生机制、临床特点、治疗方法。
3. 请简述 ADHD 的其他共病及特点。

六、参考资料

[1]杜亚松.注意缺陷多动障碍[M].北京:人民卫生出版社,2012.
[2]郑毅,刘靖.中国注意缺陷多动障碍防治指南[M].2 版.北京:中华医学电子音像出版社,2015.

(常卫利 郎 艳)

第十四章 起病于童年与少年时期的行为与情绪障碍

案例 28 **游戏障碍**

一、病历资料汇总

1. 一般资料 患者蔡某,男,15岁,高一学生。

2. 主诉 心烦、沉迷游戏1年。

3. 现病史 1年前临近中招考试,学习压力大,出现心烦,不想回学校,喜欢玩游戏,每日花费在游戏上的时间逐渐增多,发展至今除了吃饭、睡觉几乎所有的时间均在玩游戏中度过,每天玩游戏10 h左右,试图减少玩手机时间但控制不住,"一闲下来就想玩";父母管教其少打游戏时常发脾气、大声喊叫。日常生活懒散,需要家人反复督促,不愿多动、极少参与家庭事务,与人交流少、不愿出门,无法返校上学,回校上课即心烦、胸闷,无法集中注意力,对家人的管教、劝阻厌烦、发脾气,与平素性格表现差别明显,注意力下降,反应变慢、常发呆走神,对手机以外的任何事都不感兴趣、没意思,乏力、易疲惫,成绩下降明显,自我评价降低,对未来不抱希望,空虚、无助、无价值感,烦躁易怒、与家人关系紧张,父亲打骂4次,效果差。今为进一步治疗,门诊以"1. 游戏障碍? 2. 抑郁状态"收入院。发病来,神志清,精神欠佳,饮食、睡眠正常,大小便正常,体重无明显变化。

4. 既往史 否认重大躯体疾病史。

5. 个人史 无特殊,胞2行2,母孕期无明显异常,自小随父母长大,管教适中,日常生活多有溺爱,学习成绩良好,与同学相处一般,无亲密朋友。病前性格内向、温和、话少。

6. 婚育史 未婚。

7. 家族史 父母体健;姐姐23岁,体健。否认两系三代内精神分裂症、双相障碍、抑郁症、精神发育迟滞等精神病史。

8. 体格检查 生命体征平稳,心肺听诊无异常,躯体及神经系统检查未发现阳性体征。

9. 精神检查

(1)意识:意识清晰,时间、地点、人物定向完整。

(2)仪态:衣着整洁、得体。

(3)面部表情:表情紧张、茫然。

(4)接触交谈:欠合作、被动,问答基本切题,初时多问少答或不答,后言语表达渐流畅,语速适中。

(5)感知觉:无感觉过敏、感觉减退,回校时伴胸闷的躯体焦虑反应,无错觉,否认幻听、幻视、幻嗅、幻触、幻味、内脏幻觉,无空间、时间、运动、体型感知综合障碍,否认现实解体感。

（6）思维：思维迟缓、话少被动，无思维逻辑障碍，未引出关系妄想、被害妄想、思维插入、思维被洞悉感、物理影响妄想等。注意减弱，否认记忆减退。

（7）情感：情绪低落、烦躁、易激惹，家长叫停其打游戏时常发脾气、大声喊叫。情感适切。

（8）意志行为：意志减弱，对未来不抱希望，不出门、不上学，日常生活缺乏主动。无矛盾意向、强迫意向，无精神运动性兴奋、精神运动性抑制、怪异行为，游戏成瘾行为，父母劝阻时言语冲动，否认攻击性、自杀性行为。

（9）食欲：正常。

（10）睡眠：正常。

（11）智能：与年龄、受教育程度相符。

（12）自知力：存在。

10. 辅助检查   头部 MRI、脑电图、血常规、肝功能、肾功能等均未见明显异常。

二、诊断与诊断依据

（一）诊断

游戏障碍。

（二）诊断依据

1. 症状学标准   长期反复使用网络，且不是为了学习或有利于学习，对网络的使用有强烈的渴望，将其视为每日的首要事件，每日花费 8～10 h 在手机上，家人的反复劝解、打骂等管教方式难以使其控制上网时间，易烦躁、发脾气，注意力不集中，学习成绩下降，不愿回学校上学、外出少，缺乏主动，意志减弱；

2. 严重程度标准   个人生活、社会交往、受教育功能受损。

3. 病程标准   达到上述严重程度的总病程已有 1 年。

4. 排除标准/鉴别诊断

（1）排除职业游戏玩家（游戏是他们的职业，没有造成其人格、社会交往、工作能力的损害），以及对游戏行为有控制的正常普通玩家。

（2）双相障碍：躁狂状态下患者的一切行为得到增强，寻求游戏中的刺激而无法停止，或在抑郁相时通过上网游戏逃避现实烦恼。游戏障碍者情绪症状主要表现为易激惹，一般不会有持续的情绪高涨（除了玩游戏时高兴）或情绪低落，且易激惹有相对固定对象，一般只针对最亲近的人，主要是父母、爷爷奶奶、外公外婆，尤其是这些亲人干涉他的游戏行为时易怒；游戏障碍者生活习惯昼夜颠倒，晚上很晚才睡觉，主要在用手机或电脑从事网上活动。

（3）青少年情绪障碍：是主要发生在儿童、青少年时期，与其发育和境遇有关的一组心理问题，临床表现以焦虑、恐怖、抑郁、强迫或躯体功能障碍为主。部分青少年情绪障碍很大程度上与精神疾病有较大的联系，另有部分情绪障碍则是在多方面因素的共同影响下形成的，如家庭环境不佳、社会环境的影响、学校教育（学习成绩不好、学习负担重、受到批评）等，须进一步排除。

（4）精神分裂症：潜伏期或以阴性症状为主要表现的患者，性格日趋孤僻、离群索居、难相处，与社会的接触日益减少，生活懒散，严重时个人卫生不料理，情感平淡，对家人缺乏必要的关心，缺乏意志，日常生活、工作、社会交往均处于抑制状态。该患者情绪烦躁、焦虑，长时间玩游戏，不愿上学，但日常生活能自理，社会交往状态与病前相比变化尚不明显，暂不考虑。

思维引导1

ICD-11中提出游戏障碍的三条核心特征为：

A.持续或反复的游戏行为模式，具体表现为失控性游戏行为（如无法控制游戏行为的发生、频率、持续时间、终止时间等），游戏行为成为生活优先事项，尽管游戏造成负面后果（如人际关系破裂、职业或学业受影响、健康损害等）仍然无法停止；

B.游戏行为模式可以是持续性或发作性的，并持续12个月，但如果症状足够严重且满足其他诊断要点，持续时间可短于12个月；

C.游戏行为模式导致明显的个人、家庭、人际关系、学业、职业或其他重要功能领域损伤。

目前临床或研究中使用的游戏障碍尚缺乏客观、统一的标准，使用较多的量表评估工具包括：Young的《网络成瘾测验》（The Internet Addiction Test，简称IAT）量表（1998）和陈氏网络成瘾量表（The Chen Internet Addiction Scale，CIAS）。

此外，在临床实践中，我们还要注意网络正常使用、过度使用和网络成瘾的区别，具体如表14-1所示。

表14-1　网络正常使用、过度使用和网络成瘾的区别

网络使用情况	上网原因	上网时间及频率	网络与现实生活的关系	社会功能
网络正常使用	好奇、愉快缓解紧张、疲劳	适当	平衡	未受影响
网络过度使用	沉迷	上网时间过长	失衡（上网占据大部分业余时间）	受损
网络成瘾	避免戒断反应出现强烈的上网渴求	反复、长时间上网	严重失衡（上网占据生活中的主导地位）	明显受损

三、治疗过程

（一）认知干预

为患者讲解、分析青少年游戏障碍的心理机制，进行相关知识教育，讲解治疗原理、方法及作用等，促使患者主动接受外界事物，消除对个体信念出现的动摇与怀疑认知。

（二）情绪干预

指导患者采取正确积极的应对措施，使其能够面对戒断游戏障碍治疗中存在的一些应激反应，指导采用合适的放松疗法，缓解内心的负面情绪，如采用触觉分散法，叮嘱患者主动拥抱父母，使其感受到家庭的温暖与珍贵，并用亲情来消除患者的焦虑、抑郁等情绪；为患者讲解治疗与情绪控制的关系，使其了解到游戏障碍能够自我控制，消除对戒游戏障碍的恐惧感。

（三）行为干预

利用行为替代疗法重建生活秩序，成瘾的戒断期为4～6周，在该阶段增加散步、旅行、运动、读书、体感游戏等青少年感兴趣的活动，促进孩子从中感受到快感、成就，多数孩子之前只能从网络游戏、网络社交的方式中体会到这些。

(四)纠正家长的错误认知

父母常会以为问题始于游戏,但事实上,游戏只是承载了一切问题,游戏障碍不只是孩子的错,在游戏障碍的背后,往往是一个个失败的家庭、失败的家庭教育;父母需要多面对自己的问题,家长一味地沉浸在孩子失败的认知里,那些原本可爱的、值得珍视的点就会被忽视掉,鼓励父母善于发现孩子的"美",增加对孩子的认可;加强亲子间的交流,允许孩子表达自己的不满;尽量避免强迫和惩罚,要让孩子拥有选择的权力。

家庭的影响在游戏障碍中也发挥着重要的作用,家庭功能是指整个家庭生活的总体质量。理论上讲,家庭功能不良可能阻碍青少年情感关爱和尊重鼓励等心理需要的满足,使其转向虚拟世界寻求补偿或宣泄不良情绪;也可能弱化父母对青少年的管教约束和社会控制,为沉迷网络制造机会;还可能不利于良好心理品质(如自我控制)的形成,最终使其沉迷于网络不能自拔。良好的家庭功能可通过降低母子疏离、提高父子信任、增强自尊和降低孤独感、促进青少年积极发展等对游戏障碍产生间接影响。

父母在对子女进行抚养和教育的日常活动中传达的态度以及由父母行为所创造的情感氛围也影响着青少年的游戏障碍。父母养育方式评价量表(Egma Minnen av Bardndosnaupp forstran, EMBU)分为不同的维度,父亲一方包括情感温暖、理解;惩罚、严厉;过分干涉;偏爱被试;拒绝、否认;过度保护6个因素,母亲一方包括情感温暖、理解;惩罚、严厉;过分干涉、过度保护;偏爱被试;拒绝、否认5个因素。良好的教养方式可通过促进青少年的自我控制、提升青少年的自我弹性、改善青少年的情绪调节策略、改善人际交往和同伴依恋、减少越轨同伴交往,进而减少青少年游戏障碍。专制教养、父母心理控制、严厉教养在不同青少年个体中易诱发游戏障碍。

良好的父母关系是青少年游戏障碍的抑制因素,而破坏性父母冲突(即频繁和强烈且没有得到妥善解决的婚姻冲突)则是青少年游戏障碍的风险因素。父母冲突可通过影响冲突评价和情绪管理、冲突评价和自我同一性、父子关系和母子关系来影响青少年网络成瘾。良好的亲子关系具有情感温暖和社会控制的功能,对青少年游戏障碍具有抑制作用。良好的亲子关系有利于改善同伴关系、增强自我概念、减少同伴侵害、降低孤独感、减少娱乐色情和逃避性上网动机、减少错失恐惧,进而减少青少年游戏障碍。沉迷网络的多数孩子们缺少家庭的关爱,对家庭的认可度低,而网络填补了他们的空白,因此他们开始以网络为家,成为父母眼中的网瘾少年。但家长们毫不知情的是,他们的打骂、侮辱、无视、冷漠正是孩子们走向另一极端的原因。精神分析学派的开创者弗洛伊德曾经说过,儿童期的创伤会影响孩子的一生,但这些却恰恰是这些父母不知道的。

(五)引导孩子正确使用网络

正常的网络使用是基于好奇、愉快、缓解紧张疲劳,上网时间及频率是适当的,网络与现实生活之间是平衡的,并且不影响现阶段的学校教育、社会交往、日常生活。

(六)药物治疗

除了病理的诊断标准外,还要观察孩子的改变动机和情绪,改变动机特别不强的,或者情绪问题特别严重的,及时进行药物治疗。该患者睡眠、吃饭的生理需要未受影响,与父母间的冲突尚在可控范围,有改变的欲望,药物治疗上给予舒肝解郁胶囊1.44 g/d缓解其心烦、焦虑不安。对重度的游戏障碍患者,如易激惹、言行冲动、难以安抚、无助、病理性信念等情绪问题严重,或社会支持不足、前期治疗症状缓解不明显者,依据病情给予抗抑郁药、情绪稳定剂治疗。

四、护理要点与预后

(一)护理要点

1. 风险评估　患者打游戏被劝阻时曾有冲动言行,交流注意方式,避免正面暴力劝止。

2. 感悟式教育　每周进行,家长全程陪同参与,设计适当的活动(如亲子互动、盲人体验等)以便让游戏障碍患者学会换位思考,建立满意的亲情关系,活动结束后书写心得体会。

3. 成立健康教育小组　采用个体化与团体化相结合的方法,向患者和家长介绍游戏障碍相关知识,树立患者及家长戒除游戏障碍的自信心,改变不良生活习惯,每周设立一次健康教育讲座,讲述各类健康教育知识等,逐渐培养良好的健康意识和自我管理能力。

(二)预后

游戏障碍多起病于青少年阶段,青少年的意志控制、感觉寻求、愤怒/挫折、羞怯这几种气质表现与游戏障碍有关。意志控制是自我调节的重要方面,是"个体在应对情境需要时调节注意的能力"。它在促进儿童适当行为、抑制不适当行为方面具有积极的作用。愤怒/挫折指"个体对正在进行的任务被打断或实现目标的过程受到阻碍时出现负性情绪的倾向"。容易受挫的青少年(尤其是男孩)更可能沉迷网络。羞怯指"个体对与陌生人的正常社会交往感到不适和抑制"。羞怯个体在面对面社交情境中容易对他人的评价和拒绝感到焦虑和担忧。由于互联网安全虚拟的环境能为个体满足社会情感需要提供替代途径,在线交流对羞怯个体就具有特别的吸引力。

实际上,大多数孩子都很难达到游戏障碍的诊断标准。青少年尚处于成长期,心理可塑性强,对于家长眼中的"网瘾少年",他们需要的不是电击,不是拘禁和洗脑,而是以真诚的爱与关心来填补内心的空白。

五、思考题

1. 个人因素在青少年游戏障碍中所起的作用?
2. 家庭因素在青少年游戏障碍中所扮演的角色?
3. 哪些不利的学校、社会因素推动着青少年游戏障碍的发生?

六、参考资料

[1] 李董平. 青少年游戏障碍:风险因素与作用机制研究[M]. 北京:中国社会出版社,2020.
[2] 李琳琳,苏颖,徐桂珍,等. 系统化护理干预模式在青少年游戏障碍患者中的应用效果[J]. 中华现代护理杂志,2016,22(23):3357-3360.

(李艳歌　郎　艳)

案例 29　厌　学

一、病历资料汇总

1. 一般资料　患者刘某某,女,13岁,初一学生。

2. 主诉　情绪低落、心慌2年,加重1月半。

3. 现病史　2年前转学后学习压力大、成绩下降,逐渐出现情绪低落,高兴不起来,家长为其报补习班、延时班,经常督促其学习,成绩提高仍不明显,心情低落、烦躁,一学习、写作业即出现心慌明显,手抖、多汗、胸闷气短,话变少、不愿外出,面对家人"青春期问题"的开导不耐烦、常想发火,未诊治。1月半前面临升入初中压力,上述症状加重,提到学习就心跳加速、呼吸困难、有濒死感,听到妈妈说话就心烦、想发火,反感父母、与父母交流减少,做事不易集中注意力、学习内容记不住,反复想"我学不会了,以后考不上高中了",有时掐自己、头撞墙,害怕父母让自己回学校,"这是逼我,不想让我活了",食欲减退,入睡困难、半夜惊醒。家属觉其病重,为明确诊治来院,门诊以"焦虑状态"收入院。发病来,精神欠佳,进食、睡眠差,大小便正常。有自伤行为,否认自杀行为、外跑、伤人毁物。

4. 既往史　否认重大躯体疾病史。

5. 个人史　无特殊,病前性格内向、少语。

6. 婚姻史　未婚。

7. 月经生育史　10 岁半月经初潮,月经周期规律,无痛经等不适。未育。

8. 家族史　父母体健;姐弟 2 人,弟弟 8 岁半,体健。否认两系三代精神分裂症、抑郁症、双相障碍、精神发育迟滞等精神障碍病史。

9. 体格检查　生命体征平稳,心肺听诊无异常,躯体及神经系统检查未发现阳性体征。

10. 精神检查

(1)意识:意识清晰,时间、地点、人物定向完整。

(2)仪态:衣着整洁、得体。

(3)面部表情:大部分时间显得表情自然,谈到学校、学习时表情显焦虑、紧张。

(4)接触交谈:合作,问答切题,言语表达流畅,语速适中。

(5)感知觉:无感觉过敏、感觉减退,伴阵发性心慌、多汗、气短的躯体反应,无错觉,否认幻听、幻视、幻嗅、幻触、幻味、内脏幻觉,无空间、时间、运动、体型感知综合障碍,否认现实解体感。

(6)思维:思维连贯,未引出思维逻辑、思维属性障碍,未引出关系妄想、被害妄想、思维插入、思维被洞悉感、物理影响妄想等。无注意减弱,否认记忆减退。

(7)情感:情感反应协调。焦虑自己学不会、考不上高中,承认学习或学校会让自己感到过度的紧张、害怕,为此感到苦恼,平时不写作业、不学习、不谈学校时,情感反应平稳。

(8)意志行为:交流中未见明显异常言行,对学习、学校有过度的回避行为,比如减少与"管学习的妈妈"交流、写作业或学习时心慌、胸闷、出汗多甚至呼吸困难、拒绝回学校。未引出消极、冲动言行。

(9)食欲:食欲较差,体重无明显下降。

(10)睡眠:因担心自己的学习而入睡困难。

(11)智能:正常。智力水平与年龄、受教育背景相符合。

(12)自知力:存在。

11. 辅助检查　血常规、肝功能、肾功能、血糖、血脂、电解质、甲状腺功能、心电图、肺功能、胸片、头颅 MRI、脑电图均未见明显异常。

二、诊断与诊断依据

(一)诊断

特定恐怖症。

(二)诊断依据

1. 症状学标准　13 岁女学生,小学五年级从农村转校至城市,环境变化、学习压力大,成绩下降,家长强力督促学习,渐有心烦,学习、写作业即出现心慌、胸闷、气短、多汗、手抖等自主神经功能紊乱症状,害怕学不好,对学习、学校有过度的回避行为,比如减少与"管学习的妈妈"交流、写作业或学习时躯体焦虑症状明显、逃学及开学拒绝回校。

2.严重程度标准　为回校"学不会、考不上高中"而心烦、痛苦。

3.病程标准　病史2年。

4.排除标准/鉴别诊断

(1)精神发育迟滞:指一组精神发育不全或受阻的综合征,特征为智力低下和社会适应困难,起病于发育成熟以前(18岁以前)。轻度的精神发育迟滞,智商在50~69,心理年龄9~12岁,约占精神发育迟滞的80%,早期不易被发现。该患者情绪烦躁、成绩下降、与人交流少,继发于转校后学习进度不同、难度加大,且无器质性疾病史,交流可,智力初筛正常,不考虑该病。

(2)适应障碍:在明显的生活改变或环境变化时产生的短期和轻度烦恼状态及情绪失调,常有一定程度的行为变化等,不出现精神病性症状。起病于事件发生后1个月内,病程一般不超过6个月。症状以情绪障碍和行为异常为主,伴有躯体症状。儿童适应性障碍主要表现为尿床、吸吮手指等退行性行为,青少年则以品行障碍为主。该患儿的情绪症状与学习直接相关,无退行行为、品行障碍,且病程超过半年,不考虑该病。

(3)注意力缺陷多动障碍:是一种常见的慢性神经发育障碍,起病于童年期,影响可以延续到成年。其诊断标准为12岁以前即持续出现注意缺陷和/或多动、冲动相关症状至少6个月且程度与发育水平不一致。强调患儿核心症状至少存在于2个或以上场合(如在学校、家中、诊室等),在社交、学业等功能上存在明显的损害,且不能用其他精神障碍或神经系统疾病进行解释。该患儿存在注意力不集中、成绩下降,但继发于心烦、焦虑,不谈学习、学校话题时思维连贯、交流顺畅,无注意力障碍,不考虑该病。

思维引导1

厌学是一种负性的情绪和行为,是一类社会问题的统称,还不是一种诊断的名词,目前尚无明确的定义、诊断标准。该患者在认知层面上,表现为学业倦怠、学校倦怠、自我评价低、病理性信念;在情绪层面上,表现为心烦、学校恐怖症、学习焦虑、情绪低落;在行为层面上,表现为学校缺勤、逃学、拒绝上学行为及心慌、胸闷、出汗多、食欲下降、入睡困难、眠浅易醒等躯体反应。

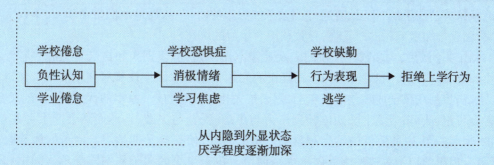

引起学生焦虑的主要因素是强烈的学习方面的竞争,以及学生的人格特征,回避、不允许失败,自我认知歪曲,对自己期望过高、过度贬低自己、过分夸大自己的缺点、过分夸大某次考试失利的作用。过度的焦虑会给学习带来负面消极的影响,恐惧、紧张无故加剧,记忆减退,注意力不易集中,自我评价低,烦躁、易怒,危害到学习状态,对学习成绩产生消极作用,以及由自主神经系统功能紊乱引起的失眠、噩梦多等。

三、治疗过程

治疗原则:从患者的性格特征、家庭、学校、社会等方面明确厌学原因,加强心理治疗,评估患者的病情严重程度、影响范围,必要时给予抗焦虑、抗抑郁药等缓解焦虑情绪、促进功能的恢复。

1. 支持性心理治疗,取得患者的信任　真诚、热情、积极关注、以患者为中心,帮助孩子走出当前遇到的厌学困境,早日重返校园。该患者转校后周围优秀学生变多、课程难度加大,压力骤增,渴望父母给予理解和支持,但在诸多不良因素推动下,孩子不能良好地包容和接纳自己的缺点与局限性,无法从负性事件的消极影响中恢复,逐渐发展为自我认同感低,缺乏明确的学习动机,认为自己学习是为了父母学习;且人生目标受父母影响很大,过早将自我进行固化,停止了同一性的探索,这也使得患者在学习中产生应付心理。

2. 家庭治疗　本案例中的"教育焦虑"问题凸显,这在当前已经是一种"社会性疾病"了,教育焦虑的主体包括学生、家长和老师等。大多数焦虑严重者,内心根源是不能接纳自身的平凡。在家庭系统中,家长作为孩子成长的引导和陪伴者,将自己未完成的心愿强加于孩子身上,在陪伴孩子成长时有很强的操控感,出现代际传递现象,由此产生焦虑情绪。此类案例多需要应用系统家庭理论,每一个孩子都希望自己的父母相亲相爱,渴望得到父母无条件的爱。长期在有爱的温暖的家庭中长大的孩子,其安全感强,孩子能安心地发展自我。反之,孩子内心充满不安全感、恐惧感、不信任感,处在缺爱的家庭氛围中孩子根本不敢表达自己内心的真实感受,心理营养匮乏,也使得孩子无法面对学业中困难与挑战,厌学拒学行为成为孩子内心的一种呐喊。

3. 结合患者及其家庭等情况深度访谈　帮助家庭成员增强自我意识,减轻家庭教育焦虑,营造良好的家庭气氛,与患者家长共同讨论,引导父母形成一致的、科学的教育理念,思考家长过度控制以及背后家长自身的问题。

(1)父亲在外工作挣钱"养家糊口",教养孩子的任务系于母亲一身,农村竞争压力小、课程简单,成绩尚能优秀,转学到城市后学习压力骤增,父母未全面分析原因,一味地将成绩下降归为孩子"不努力""玩手机耽误了学习"。把孩子的学习困难归结为性格或习惯时,家长就会认为这种问题是教养的问题,只需要改变教育方法。而把学习困难归结为学习能力时,家长会感到束手无策。但是,学习能力的落后,正如其他方面能力落后一样,不是以人们的意志为转移的现实存在的。部分父母拒绝承认自己孩子的"平凡、普通",当孩子能力不够时,一味逼迫他们拼命学习,不仅无助于问题的解决,而且会加重问题的严重性,导致孩子对学习的厌恶。

(2)冰山理论认为,大多数人外在的表现就像冰山一角,能让别人和自己看见的只有浮在表面的那一小部分,那只是行为和应对方式,而真正的问题背后的原因往往藏匿在水面下。父母的高期待、高要求、高控制在孩子成绩差的事实上,逐渐扩大化,忽略了孩子原本的优点,孩子在家庭、学校都无法得到肯定、认可,成绩上长期体验到压力与焦虑、受挫与失败,自然而然会产生一些被控制、被压抑的消极感受,这种消极的感受积累到一定的时候,使得孩子把学习与痛苦的体验联系在一起,孩子就会以厌学拒绝对这种感受做出无奈回应。孩子也更倾向于从网络寻求认同感和即刻的放松、快乐,玩手机"顺理成章"地变成一切问题的"背锅侠",父母眼中"不好好学习、成绩落后的罪魁祸首",掩盖了背后存在的一切问题。

4. 抗焦虑药物调整情绪　该患者焦虑症状突出,综合评估其存在的抑郁情绪、焦虑、烦躁、无法解释的躯体症状等并未达到抑郁发作水平,给予中成药舒肝解郁胶囊1.08 g/d治疗。

5. 其他　患者情绪有所好转后,纠正其"学习,回学校就必须有优秀的成绩""成绩一般即是失败的、不好的学生"等歪曲认知。

思维引导2

　　在一些厌学案例中,常会涉及青少年在校期间的人际关系问题。例如,与教师关系的主要问题是教师对学生的不信任和不理解,从而使学生产生对抗心理、压抑心理、攻击行为等问题。在中学时期,教师仍然是学生的理想目标,公正代表,他们希望得到老师的关心、理解。如果老师缺乏理解、耐心与爱心,不能以热情的态度给予指导和帮助,反而横加指责,学生就会失望。尤其是高年级学生,往往会病态地感知这一切,这也是师生间发生冲突的原因。在这种情况下,学生有一种压抑感,产生消极情绪,师生关系会日趋紧张。另一方面是与同学间的关系问题。青少年除了希望得到老师的理解与支持外,也希望在班级同学间有被接纳的归属感,寻求朋友、同学的理解与信任。如果同学关系不融洽,甚至关系紧张,有的同学就会流露出孤独感。想恢复与同学的关系,而又不知道该怎样去做。

　　面对这样的问题,应该帮助青少年改变一些歪曲的认知和态度,引导青少年客观剖析自己的现状,学会接纳、包容自己的缺点、局限性和失败。完美的人并不存在,不要过分苛求自己,也不要对外界寄托过多过高的期望。在举动和实践中增强自信心,培养沟通技巧。学生在老师错怪自己时应采取正确的态度,包括先让自己冷静下来,采取沉默态度,但不要逆来顺受;向老师叙述真相,解释原因,消除误会也是正确的态度。

四、护理要点与预后

(一)护理要点

1. 风险评估:患者因害怕返校、害怕学习而有过自伤行为、轻生念头,其年龄小,易冲动行事,行为有不可预测性,注意加强监护,密切关注患者安全。

2. 急性期父母应尽量避免"暴力式"督促其上学,加强对青少年子女的关心、理解,减少刺激。

3. 鼓励家庭成员之间学会表达,引导父母理解孩子遇到的困境,使孩子深切感受到家人的关爱和支持。

4. 培养广泛的兴趣爱好,指导其学会放松、与家人及时交流。

(二)预后

综合国内外对厌学的调查研究可以发现,厌学具有发生的普遍性与结构的异质性,不仅厌学现象本身广泛存在于各个国家,且厌学表现也呈现多样性。不同的厌学者表现有各自的发生特点。老师、家长口中的"好学生"由于学业成绩表现优异、遵守纪律常会赢得老师的关注、同学的尊敬和家长的赞许,然而很多"好学生"往往好胜心强、虚荣心强、惧怕家长或老师的否定评价,对考试易担心不安与恐惧,存在成就焦虑、人际关系障碍等心理或行为问题。在困惑、焦虑的情境下,如一次成绩不理想、老师严厉的态度、同学的冷嘲热讽等,他们就会产生一定的心理障碍甚至心理危机,回避学校、行为退缩,甚至出现自伤、自杀、伤人的极端行为。

各种与厌学相关的认知、情绪和行为表现的研究发现,以学业倦怠为代表的厌学相关认知和情绪问题整体发生率高于拒绝上学行为和学校缺勤等行为问题,表明厌学的发生发展是一个从认知到情绪再到外显行为逐渐严重且渐趋外显的过程,具有阶段性和连续性。若前一个阶段的厌学问题没有得到重视和有效干预,很可能会发展进入下一阶段,对学生的危害逐渐加大且干预难度更大。

本案例为青春期女生,13岁,家庭完整,父母关系基本和谐,母亲温柔、善解人意、能及时反思,通过沟通病情能理解孩子处境,愿意为孩子检讨自己和家庭教育的问题,上述因素利于病情恢复。

但患者本人性格内向、敏感、高自尊,社会激烈竞争的环境、学校对好成绩重要性的过分强调,父亲性格强势、一意孤行,"孩子只有好好念书,才会有美好将来"的固执信念,均是病情好转所需要面对的挑战。

五、思考题 »»»

1. 厌学的表现有哪些?

2. 家庭因素在青少年厌学中起到的影响有哪些?

3. 面对厌学的青少年,如何帮助他们搭建好父母与孩子沟通的桥梁?

六、参考资料 »»»

[1] 骆宏,徐逸杰,薛博文,等. 青少年厌学的概念辨析[J]. 健康研究,2021,41(4):365-368.

[2] 李维榕. 家庭:无形之塔[M]. 北京:北京出版社,2004.

[3] 维吉尼亚·萨提亚. 新家庭如何塑造人[M]. 易春丽,叶冬梅,译. 2 版. 北京:世界图书出公司,2019.

(郎　艳　李艳歌)

第十五章　联络会诊

案例 30　心血管系统疾病相关精神障碍

一、病历资料汇总

1. **一般资料**　患者刘某,女,43 岁,本科学历。

2. **主诉**　间断心慌、胸闷 8 月,再发加重 8 h。

3. **现病史**　8 个月前听闻表哥猝死后紧张,担心自己得"心梗",其后间断出现心慌、胸闷,血压升高,每天多次测量血压,烦躁、坐立不安,以上症状尤以夜间难以入眠时较重,服用"阿普唑仑"后症状可减轻。上述症状反复出现,时轻时重,患者为此感到痛苦,紧张、担心,多思虑,影响工作生活。1 个月前无明显诱因出现症状加重,突发心慌、胸闷伴濒死感,拨打 120 至急诊,症状持续30 min 缓解,完善心电图、心肌酶、冠脉 CTA 等检查均未见明显异常,服用"麝香保心丸"对症治疗。其后仍感恐惧担忧,关注身体状况,睡眠差,稍有不适就测血压,血压控制不佳,自感难以坚持工作请假在家。8 h 前患者再次出现心慌、胸闷伴呼吸困难,有窒息感,急诊收住心内科。自发病以来,神志清,睡眠、饮食差,大小便正常,体重无明显变化。至心内科住院后行冠脉造影示前降支轻度狭窄,心肌酶未见异常,考虑症状与心理因素相关,故申请精神科会诊协助诊疗。

4. **既往史**　高血压病史 7 年余,规律服用"氨氯地平、美托洛尔",定期监测血压,血压控制可。近 8 个月血压控制不佳。

5. **个人史**　无烟酒等不良嗜好,无精神活性物质使用史。病前性格:急躁、要强。

6. **婚姻史**　已婚。

7. **月经生育史**　14 岁月经初潮,月经周期规律,无痛经等不适。育有 1 子。

8. **家族史**　否认两系三代内有精神疾病患者。

9. **体格检查**　生命体征平稳,心肺听诊无异常,躯体及神经系统检查未发现阳性体征。

10. **精神检查**

(1)意识:意识清晰,时间、地点、人物定向完整。

(2)仪态:衣着整洁、得体。

(3)面部表情:表情紧张。

(4)接触交谈:合作,问答切题,言语表达流畅,语速急促。

(5)感知觉:未引出幻觉。存在感觉过敏,心慌、胸闷等自主神经紊乱症状。

(6)思维:无思维联想及思维内容障碍。

(7)情感:情绪焦虑。

(8)意志行为:意志活动减退,运动性不安。无自杀观念、行为。

(9)食欲:食欲较差,体重无明显下降。

(10)睡眠:夜眠差,入睡困难。

(11)智能:与受教育程度相符合。

(12)自知力:存在。

11. 辅助检查   冠脉造影示前降支轻度狭窄。血生化检查、甲状腺功能、甲状腺抗体、性激素六项、血同型半胱氨酸、脑电图、心脏彩超、心电图均未见明显异常。

心理测试:HAMD-24 评分 12 分(轻度);HAMA 评分 30 分(重度)。

二、诊断与诊断依据

(一)诊断

①广泛性焦虑障碍伴惊恐发作;②高血压 2 级(中危)。

(二)诊断依据

1. 症状学标准   存在频繁出现的过度紧张担心,心慌胸闷的自主神经症状和运动性不安,符合广泛性焦虑的症状特征。同时出现了突发严重心慌、胸闷的自主神经症状,伴濒死感,持续约 30 min 自行缓解,发作间期存在预期焦虑,符合惊恐发作的症状特征。

2. 严重程度标准   患者已无法坚持工作,社会功能明显受损。

3. 病程标准   总病程 8 月,加重 1 个月

4. 排除标准/鉴别诊断

(1)冠心病:患者中年女性,既往有高血压病史,突发心悸、胸闷、胸痛症状,需要首先考虑急性冠脉综合征所致的心绞痛,查心电图、心肌酶、冠脉造影检查结果不支持该诊断。此外患者发作前无劳累、受凉等诱因,发作形式为突发突止,可自行缓解,可与冠心病鉴别。

(2)甲亢所致精神障碍:甲亢伴发的精神症状以焦虑、失眠和易激惹为主,同时由于甲状腺素有提高神经系统兴奋性的作用,使心肌收缩力增强,心率加快。甲亢所致的精神症状其严重程度与甲状腺功能变化一致,实验室检查中的甲状腺功能检查不支持甲亢的诊断,因此予以排除。

(3)精神活性物质所致精神障碍:苯二氮䓬类药物长期使用后戒断可出现焦虑、失眠,严重时可有类似惊恐发作的表现,但是患者并未长期大量服用阿普唑仑,且惊恐发作的出现与停药无时间相关性。故不支持该诊断。

(4)应激障碍:患者起因为表哥猝死,但该应激事件不构成通常认为的导致急性应激反应的创伤性事件,即突如其来且超乎寻常的威胁性生活事件和灾难,是由于患者个性基础加上对疾病的错误认知导致出现一系列心理和躯体症状。此外患者缺乏应激障碍的特征性症状,如闪回、回避等症状,故不支持该诊断。

> **思维引导**
>
> 　　高血压是一种心身疾病,精神心理因素在疾病的发生发展中发挥着重要的作用。从生理因素角度,40% 的高血压患者存在血浆儿茶酚胺水平升高,但尚不能确定儿茶酚胺升高是焦虑症状产生的原因或结果,推测与交感神经系统激活和/或肾素-血管紧张素-醛固酮系统功能亢进有关。另有研究显示,心理应激可使大脑皮质对皮质下中枢控制能力减弱,导致皮质下中枢功能紊乱,下丘脑-垂体-肾上腺轴亢奋,导致皮质醇等激素分泌过多,交感神经兴奋过度,儿茶酚胺释放增多,引起小动脉和静脉收缩,心输出量增加,血压升高。

从心理因素角度,森田正马认为具有疑病素质的人,对个体健康关注过多,其注意力越是集中在这些"症状"上,症状也就越严重,这种恶性循环被森田正马称为"精神交互作用"。本例患者反复测量血压,越测越高,属于"焦虑诱发了高血压",当患者血压升高时,其心慌、胸闷也会加重,继而又更加焦虑紧张,属于"高血压引起了焦虑",是"精神交互作用"的例证。

三、治疗过程

(一)药物治疗

1. **心血管系统用药** 继续给予缬沙坦、倍他乐克降压治疗。

2. **精神科用药**

(1)第1~3天,给予舍曲林50 mg qd 抗焦虑治疗,因SSRIs 类药物有起效延迟的特点,加用苯二氮䓬类药物缓解焦虑,即早、中服用阿普唑仑0.2 mg,睡前服用阿普唑仑0.4 mg改善睡眠。服药前评估 HAMA:30 分。HAMD-24:12 分。患者服药后轻微恶心,余无特殊不适。加用维生素 B_6 30 mg/d 口服。早、晚测血压160/90 mmHg,152/88 mmHg。

(2)第4~7天,患者恶心不适消失,睡眠较前改善,焦虑较前减轻,无惊恐发作,仍间断有心慌、胸闷,程度减轻。继续给予阿普唑仑早、中0.2 mg 睡前0.4 mg 口服,维生素 B_6 缓解胃肠道反应,将舍曲林加量至100 mg/d。会诊后服药1周复评 HAMA:24 分。HAMD-24:10 分。早晚测血压158/82 mmHg,148/80 mmHg。此处应注意,焦虑患者本身存在躯体化症状,且过度的紧张担心,对药物不良反应非常敏感,可采取缓慢加量的方式避免严重不良反应的出现,提高服药依从性。

(3)第7~14天,舍曲林继续加量至150 mg/d,服用3 d 后加量至200 mg/d。患者服药后日间困倦,阿普唑仑调整为中午0.2 mg 睡前0.4 mg。患者心慌、胸闷症状有较大缓解,烦躁、坐立不安较前明显好转,睡眠良好。服药2周复评 HAMA:15 分。HAMD-24:8 分。早晚测血压140/82 mmHg,130/80 mmHg。复查血常规、肝功能、肾功能、心电图均未见异常。调整为门诊治疗,嘱2周后门诊复诊。SSRIs 药物通常在2周左右起效,此时可将苯二氮䓬类药物逐渐减量,避免长期使用造成药物依赖。

(4)第14~28天,舍曲林200 mg/d,阿普唑仑调整为睡前0.4 mg,维生素 B_6 30 mg/d。患者门诊复诊,情绪平稳,无发作性心慌、胸闷等不适,睡眠可。服药28 d 复评 HAMA:10 分。HAMD-24:7 分。早晚测血压130/82 mmHg,120/78 mmHg。

(5)第2~3月,服用舍曲林200 mg/d 足量足疗程治疗。逐渐减停阿普唑仑,门诊复查血常规、肝功能、肾功能、心电图均未见异常,继续巩固治疗。复评 HAMA:6 分。HAMD-24:4 分。早晚测血压120/78 mmHg,120/80 mmHg。

(6)第4~9月,服用舍曲林200 mg/d 巩固治疗,复查血常规、肝功能、肾功能、心电图。复评 HAMA:7 分。HAMD-24:5 分。早晚测血压118/76 mmHg,118/74 mmHg。

(7)第9~12月,舍曲林逐渐减量,患者病情平稳,舍曲林50 mg/d 维持治疗。复评 HAMA:6 分。HAMD-24:5 分。早晚测血压118/72 mmHg,110/70 mmHg。定期门诊复查。

(二)心理治疗

放松疗法不论是对广泛性焦虑障碍还是惊恐发作均是有益的。当个体全身松弛时,生理警觉水平全面降低,心率、呼吸、脉搏、血压、肌电、皮电等生理指标出现与焦虑状态逆向的变化。许多研究证实,松弛不仅有如此生理效果,亦有相应的心理效果。生物反馈疗法、音乐疗法、瑜伽、静气功的原理都与之接近,疗效也相仿。

焦虑症患者病前常经历过较多的生活事件,病后又总担心结局不妙。在过分警觉的状态下容易对周围的环境和人物产生错误感知或错误评价,因而有草木皆兵或大祸临头之感。帮助患者解决这些问题可使用认知疗法。

弗洛伊德认为焦虑是神经症的核心,许多神经症的症状不是焦虑的转换便是焦虑的投射。通过精神分析,解除压抑,使潜意识的冲突进入意识,症状便可消失。

四、护理要点与预后

(一)护理要点

1.规律服药 原发性高血压为慢性病,需要长期服药,控制血压。焦虑症亦需要足疗程服药治疗,减量期注意观察情绪变化。

2.监测血压 患者焦虑情绪出现后血压控制不佳,但又存在对血压的过度关注,服用舍曲林等药物可能对血压有影响,控制为每日早晚固定时间测量血压,血压平稳后可每日早上固定时间测量一次血压,避免反复测量。

3.健康教育 告知患者高血压疾病相关知识,如低盐低脂饮食,健康的膳食结构,控制体重,保持运动习惯等。

4.心理干预 指导放松训练,学习有意识地调节自身的心理生理活动,以调整那些因紧张刺激而紊乱的功能。常用的方法有平缓呼吸法、肌肉放松法等。

5.家庭支持 增加对焦虑症的认识,理解躯体疾病与心理疾病躯体症状的关系。不关注患者的躯体化症状,帮助患者转移对身体的过度关注。

(二)预后

焦虑症的预后很大程度上与个体素质有关。如处理得当,大多数患者能在数周内好转。病前有适应不良人格或生活事件频发者,预后较差。尽管患者的症状可能迁延不愈,但其社会功能都保持完好,一般并不导致精神残疾或严重的功能丧失。

五、思考题

1.简述心绞痛与惊恐发作的鉴别。
2.如何理解焦虑与高血压的交互影响?
3.简述关注高血压治疗中的"双心"治疗的注意事项。

六、参考资料

[1]李恒芬.会诊联络精神医学[M].北京:人民卫生出版社,2015.
[2]沈渔邨.精神病学[M].5 版.北京:人民卫生出版社,2013.

（何　瑾　李恒芬）

案例 31　神经系统疾病相关精神障碍

一、病历资料汇总

1. **一般资料**　患者王某某,男,64 岁,小学文化。

2. **主诉**　左侧肢体无力半年,反应迟钝、记忆力下降 2 个月。

3. **现病史**　患者半年前急性脑梗死后逐渐出现心情低落,高兴不起来,兴趣减退,不愿出门,精力减退,悲观消极,自责,觉得自己拖累家人。近 2 个月上述情绪低落加重,有晨重晚轻的节律。记忆力减退,多发呆,做事丢三落四,夜眠差,入睡困难,早醒,食欲差,消瘦。心烦急躁,偶有心慌、胸闷等不适。有轻生观念。自发病以来,神志清,睡眠、饮食差,大小便正常,体重下降 5 kg。

4. **既往史**　高血压 3 年,服用硝苯地平等药物,血压控制可。否认重大躯体疾病史。

5. **个人史**　无特殊。病前性格:开朗外向。

6. **婚姻史**　已婚。

7. **家族史**　父母已故,死因不详;兄妹 4 人,1 妹患高血压,2 妹均体健。否认两系三代内有精神疾病患者。

8. **体格检查**　T 36.6 ℃,P 88 次/min,R 20 次/min,BP 106/68 mmHg。心、肺听诊未见异常,腹软,无压痛,肝脾肋下未及。神经系统查体:左侧肢体肌力 4 级。左侧偏身痛觉减退。肌张力正常。病理反射(-)。脑膜刺激征(-)。

9. **精神检查**

(1)意识:意识清晰,时间、地点、人物定向正确。

(2)仪态:衣着整洁、得体。

(3)面部表情:表情不丰富。

(4)接触交谈:合作,问答切题,言语表达流畅,语速稍慢。

(5)感知觉:存在心慌、胸闷自主神经紊乱症状。

(6)思维:思维迟缓,注意力可,记忆力下降。

(7)情感:情绪低落,快感缺失,兴趣感下降,悲观消极。

(8)意志行为:意志活动减退,无明显激越行为。有自杀观念,无自杀行为。

(9)食欲:食欲较差,体重下降。

(10)睡眠:入睡困难、早醒。

(11)智能:计算力、理解力、推理能力可。

(12)自知力:完整。

10. **辅助检查**　颅脑 MRI+MRA 示:①右侧基底节区陈旧性脑梗死伴软化灶形成;②右侧大脑中动脉起始段管腔狭窄、变细。

血生化检查、甲状腺功能、血同型半胱氨酸、心电图、脑电图、心脏彩超均未见明显异常。

心理测试:HAMD-24 评分 36 分(重度);HAMA 评分 12 分(轻度);认知功能测试(MMSE)评分 23 分。

二、诊断与诊断依据

(一)诊断

①卒中后抑郁(post stroke depression,PSD);②陈旧性脑梗死;③高血压2级(极高危)。

(二)诊断依据

1.症状学标准 情绪低落,兴趣缺乏,思维迟缓、记忆力减退,自责,悲观消极,自杀观念,食欲下降,夜眠差。

2.严重程度标准 患者无法恢复正常社交,生活、社会功能明显受损。

3.病程标准 发生于脑梗死后,病程半年,加重2个月。

4.排除标准/鉴别诊断

(1)血管性痴呆:多发于60岁以后,有卒中病史,呈阶梯式进展,波动病程,伴有局灶性神经系统受损的症状体征,常有计算力记忆力的显著下降,可伴有淡漠少语、抑郁等精神症状。但精神症状与神经系统受损存在明显的关联性,患者此次入院未发现新发大脑病灶和神经系统受损的体征,无脑组织萎缩等影像改变,而近期精神症状却明显加重,不支持血管性痴呆的诊断。此外,本例患者表现为轻度认知功能下降,未达到痴呆诊断标准。近记忆无明显受损,表现出的记不住事、反应迟钝,与抑郁所致的精神运动性抑制相关。可后续通过抗抑郁药治疗后评估认知功能改善情况以进一步鉴别。

(2)双相障碍:患者老年男性,首次抑郁发作,既往无躁狂及轻躁狂发作,无相关疾病家族史,双相障碍多起病早、有家族史,暂不考虑此诊断。

(3)焦虑障碍:患者的核心症状为思维迟缓,情绪低落,意志活动减退的三低症状,不存在过度紧张、担心的精神性焦虑的典型症状,心慌、胸闷等自主神经紊乱症状相对较轻,且未给患者带来较大的痛苦,暂不支持焦虑障碍的诊断。

(4)应激障碍:患者抑郁症状继发于脑梗死,脑梗死为发病诱因,但是突出的症状中没有应激障碍典型的闪回、回避、警觉性增高等症状,故不支持该诊断。

思维引导1

同时满足以下条件的患者,诊断为PSD。

(1)至少出现以下3项症状(同时必须符合第1项或第2项症状中的一项),且持续1周以上。①经常发生的情绪低落(自我表达或者被观察到);②对日常活动丧失兴趣,无愉快感;③精力明显减退,无原因的持续疲乏感;④精神运动性迟滞或激越;⑤自我评价过低,或自责,或有内疚感,可达妄想程度;⑥缺乏决断力,联想困难,或自觉思考能力显著下降;⑦反复出现想死的念头,或有自杀企图/行为;⑧失眠,或早醒,或睡眠过多;⑨食欲缺乏,或体重明显减轻。

(2)症状引起有临床意义的痛苦,或导致社交、职业或者其他重要功能方面的损害。

(3)既往有卒中病史,且多数发生在卒中后1年内。

(4)排除某种物质(如服药、吸毒、酗酒)或其他躯体疾病引起的精神障碍(例如适应障碍伴抑郁心境,其应激源是一种严重的躯体疾病)。

(5)排除其他重大生活事件引起精神障碍(例如离丧)。

备注:如果(1)项中,患者出现了5个以上的症状,且持续时间超过2周,可考虑为重度PSD。

三、治疗过程

(一)药物治疗

1. 神经内科用药　继续给予降压(硝苯地平控释片、缬沙坦)、抗凝(拜阿司匹林)、调脂固斑(阿托伐他汀)、改善脑代谢营养神经(艾地苯醌、奥拉西坦)等药物。

2. 精神科相关用药

(1)第1～3天,给予抗抑郁药艾司西酞普兰5 mg/d,睡前服用阿普唑仑0.4 mg改善夜眠,服药前HAMD-24:36分,MMSE:23分。患者服药后无特殊不适。

(2)第4～7天,患者睡眠较前改善,入睡困难、早醒均较前减轻,继续给予阿普唑仑睡前0.4 mg口服,患者服药后无恶心、呕吐等药物不良反应,将艾司西酞普兰加量至10 mg/d。会诊后服药1周复评HAMD-24:29分。

(3)第7～14天,艾司西酞普兰继续加量至15 mg/d,阿普唑仑维持睡前0.4 mg,患者情绪低落较前好转,睡眠状况满意。家属反映患者思维迟钝症状减轻。加量后无药物不良反应。服药2周复评HAMD-24:16分。复查血常规、肝功能、肾功能、心电图未见异常。患者症状改善理想,要求出院,改为门诊治疗,嘱2周后门诊复诊。

(4)第14～28天,继续给予艾司西酞普兰15 mg/d,阿普唑仑调整为睡前0.2 mg。患者门诊复诊,情绪明显改善,面带微笑,基本恢复至病前状态,记忆力、注意力可,反应迟钝明显减轻,患者表示将积极康复训练,主动参与社交活动。复评HAMD-24:15分。根据治疗反应进一步印证患者的认知障碍症状由抑郁发作所致。

(5)第2～3个月,服用艾司西酞普兰15 mg/d足量足疗程治疗。停用阿普唑仑,门诊复查血常规、肝功能、肾功能、心电图未见异常,继续巩固治疗。复评HAMD-24:7分。MMSE:27分。

(6)第4～6个月,服用艾司西酞普兰15 mg/d巩固治疗,复查血常规、肝功能、肾功能、心电图无异常。

(7)第7～9个月,艾司西酞普兰逐渐减量为10 mg/d,5 mg/d,2.5 mg/d。在此期间患者病情平稳,逐步减停药物。复评HAMD-24:5分。MMSE:28分。

(二)心理治疗

心理治疗包括一般的支持性心理治疗和专项的心理行为训练。支持性心理治疗是指医务人员在医疗活动中,对患者运用倾听、安慰、解释、指导、建议、鼓励等方法,帮助患者表达或缓解抑郁、悲观等负性情绪,维持患者的身心稳定,提高患者社会适应能力,增强患者的自尊感,促进患者积极康复锻炼、保持乐观的生活状态。认知行为治疗、动机性访谈和问题解决疗法也常用于PSD患者。

四、护理要点与预后

(一)护理要点

1. 服药依从性　无论是患者的高血压、脑梗死等躯体疾病,还是脑梗死后抑郁,均需要长期规律服药,需告知患者及家属长期服药的必要性,提高服药依从性。

2. 功能康复训练　努力将病残程度降至最低,尽早恢复功能,提升生活质量。

3. 防自杀　患者经常出现自杀观念,但没有付诸行动,或者说出现付诸行动的想法时能够很快地予以自我否定,属于自杀风险等级中的低、中风险,但是仍然需要向家属交代自杀风险。住院期间要在医嘱中记录"防自杀"并记录沟通过程,落实药物监督者。

4. 早期心理护理干预　健康宣教可提升患者对脑梗死的认知,减轻患者对疾病的恐惧心理。家庭及社会的帮助与支持可提升患者的安全感,在心理上得到慰藉,调动患者积极参与到文娱活动中,可丰富患者日常生活,转移注意力。多种方法相互配合,尽可能降低患者心理负担。

5.家庭支持　提高家庭成员对脑卒中的认识程度,掌握有关知识,包括病因、发病过程、治疗情况和如何预防复发,注意督促患者遵医嘱服药等。教会家属一些沟通技巧,尽量为患者营造一个温馨、舒适、安全、融洽的家庭氛围,以宽容、温和、接受的态度相处,建立良好的亲情关系。指导家属及时发现患者不良的情绪反应,并积极给予帮助,使患者充分宣泄负性情绪,并做好患者与医生之间的桥梁。

(二)预后

抑郁是卒中后常见且可治疗的并发症之一,经过系统的药物和心理治疗,预后一般较好,但反复发作、慢性、老年、有心境障碍家族史、病前为适应不良人格、有慢性躯体疾病、缺乏社会支持、未经治疗和治疗不充分者往往预后较差。

五、思考题

1. 如何评估老年人的认知功能状态?
2. PSD 的主要临床表现有哪些?
3. PSD 的药物治疗原则是什么?

六、参考资料

[1]王少石,周新雨,朱春燕.卒中后抑郁临床实践的中国专家共识[J].中国卒中杂志,2016,9(8):685-693.

[2]李恒芬.会诊联络精神医学[M].北京:人民卫生出版社,2015.

[3]唐宏宇.精神病学[M].2 版.北京:人民卫生出版社,2020.

(何　瑾　李恒芬)

案例32　糖皮质激素所致精神障碍

一、病历资料汇总

1.一般资料　患者张某,女,20 岁,未婚,本科在读。

2.主诉　确诊系统性红斑狼疮1月余,兴奋话多5 d。

3.现病史　1 个月前确诊为"系统性红斑狼疮",给予"泼尼松片 60 mg/d"等药物治疗,12 d 前经门诊复查调整药物方案为"泼尼松片 35 mg/d",余药物继续同前。5 d 前开始出现兴奋话多、说话滔滔不绝,晚上不睡觉,每晚睡眠 2 h 左右,白天精力旺盛,自觉能力变强,有很多计划安排,变化快,一会要去开公司,一会要去给美国打仗,有时还要去买彩票中大奖,乱花钱,随意买东西,言语夸大、随意,易发脾气。既往无明显情绪低落、兴趣减少、精力减退等抑郁症状,对目前状态比较满意,不认为自己有问题。入院以来,完善一些检查结果,血常规、尿常规、肝功能、肾功能、血糖、血脂、电解质、心电图均在正常范围。脑电图、头部 MRI 及腰椎穿刺脑脊液检查未见明显异常。免疫球蛋白 IgG 19.74 g/L,补体 C3 0.64 g/L。凝血试验:凝血酶原时间<8.0 s,凝血酶原时间活动度>200%,凝血酶时间20.10 s;ANA 1∶300(+),抗 ENA 谱:抗 SSA 抗体阳性(+),抗双链 DNA 抗体 536.4

IU/mL,血沉 32 mm/h。以"①系统性红斑狼疮;②躁狂状态?"为诊断收入风湿免疫科。自发病以来,食欲可,夜眠差,大小便正常,体重未见明显变化。

4. 既往史　既往体健,否认重大躯体疾病史。

5. 个人史　无特殊,病前性格内向、少语、不善交流。

6. 婚姻史　未婚。

7. 月经生育史　12 岁月经初潮,月经周期规律,末次月经:2020.7.2;无痛经、血块等不适。未育。

8. 家族史　父母及 1 妹健康状况良好,否认两系三代内有精神疾病史及遗传病史。

9. 体格检查　生命体征平稳,发育一般,营养不良,体形消瘦。神志清晰,自主体位,双上臂、胸部及背部可见散在色素沉着瘢痕,心、肺听诊无明显异常,腹软,肝脾肋下未触及,无压痛、反跳痛,生理反射存在,病理反射未引出。

10. 精神检查

(1)意识:意识清晰,时间、地点、人物定向完整。

(2)仪态:衣着得体,过度化妆打扮,无怪异姿态。

(3)面部表情:表情丰富多变。

(4)接触交谈:基本合作,言语增多,语速增快。

(5)感知觉:未引出感知觉异常。

(6)思维:思维奔逸,存在夸大观念。未引出关系妄想、被害妄想、被跟踪感等。

(7)情感:情绪高涨,易激惹。

(8)意志行为:意志活动增强,情感反应尚协调。

(9)食欲:食欲可,体重无明显变化。

(10)睡眠:夜眠差,睡眠需求少。

(11)智能:正常,智力水平与受教育背景相符。

(12)自知力:不存在。

11. 辅助检查　血常规、尿常规、肝功能、肾功能、血糖、血脂、电解质、心电图均在正常范围。脑电图、头部 MRI 及腰椎穿刺脑脊液检查未见明显异常。免疫球蛋白 IgG 19.74 g/L,补体 C3 0.64 g/L。凝血试验:凝血酶原时间<8.0 s,凝血酶原时间活动度>200%,凝血酶时间 20.10 s;ANA 1:300(+),抗 ENA 谱:抗 SSA 抗体阳性(+),抗双链 DNA 抗体536.4 IU/mL,血沉 32 mm/h。

二、诊断与诊断依据

(一)诊断

①糖皮质激素所致精神障碍;②系统性红斑狼疮。

(二)诊断依据

1. 症状学标准　有系统性红斑狼疮的病史,使用糖皮质激素对症治疗,经治疗后各项指标明显好转,在糖皮质激素减量过程中出现一组"协调性精神运动性兴奋"症状群,主要表现为:情绪高涨,思维奔逸,精力旺盛,意志活动增加,行为兴奋,言语夸大,自我评价高等。

2. 病程标准　5 d。

3. 严重程度　患者无法进行正常的社交、上学和生活,社会功能明显受损。

4. 排除标准/鉴别诊断

(1)系统性红斑狼疮伴精神障碍:该类型以神经精神狼疮最常见,神经精神狼疮是指与系统性红斑狼疮直接相关的一系列神经和精神症状,可表现为癫痫、脑血管病变、头痛、运动失调、急性意识模糊状态、焦虑、认知功能障碍(包括整体的认知减缓、注意力下降、记忆损害等);另外还可表现为精神异常,如视听幻觉、妄想、木僵、恐惧;器质性脑病综合征,如意识障碍、定向力减退、注意力涣散、记忆力差、行为异常;情感障碍,如轻躁狂、抑郁、焦虑等,可有相应的体征或辅助检查,在治疗过程中神经精神症状会随着疾病的好转而好转。该患者前期无明显神经精神症状,随着糖皮质激素的使用,其躯体症状及辅助检查指标在好转,此时出现了一系列的精神症状,因此根据患者的整个病情表现不支持该诊断。

(2)躁狂发作:典型的临床表现为情绪高涨、思维奔逸、活动增多等三高症状,可伴有夸大妄想、冲动行为、睡眠需求少等表现,病程至少持续1周,并有不同程度的社会功能损害,给自己或他人造成危险或不良后果。患者有内向少语的性格基础,既往从未出现类似病史及抑郁病史,无精神疾病阳性家族史,故根据患者病史及各项辅助检查暂不考虑该诊断。

(3)应激障碍:系统性红斑狼疮引起的心理应激反应多见于疾病的早期,患者多表现为否认、回避,不能接受现实,无生活下去的信心,此期情绪症状较突出,原发病及精神症状并不严重,慢性期则可见消极的应对方式。目前该患者的表现不支持该诊断。

> **思维引导1**
>
> 　　精神障碍应遵循"症状学诊断""等级诊断""共病诊断"的诊断原则。等级诊断是试图用一元论的观点来简化复杂的临床问题,在诊断"功能性"精神障碍之前必须先排除器质性障碍和物质依赖,该诊断原则会指导临床医生优先处置器质性疾病,使治疗方案更具有特异性,例如脑炎所致的幻觉妄想,在临床处置中肯定要以脑炎为首要治疗目标。共病诊断是指同一患者患有两种及以上疾病,精神科的共病诊断,常常是因为各种精神障碍病因不明而产生。共病主要有三种情况:①若两种疾病同时存在但相互独立且具有不同的病因、不同的病理基础,此时以"多元病论"来解释,例如:精神障碍与白内障共病。②两种疾病同时存在且可能具有一些相同的病理基础,例如:癫痫和抑郁障碍共病,两者的发生和发展可能相互影响。③两种疾病先后存在但可能存在一些相同的病理基础,如抑郁障碍和焦虑障碍共病,患者既往曾有焦虑障碍的明确诊断,本次发病表现为抑郁障碍,此时不能根据等级诊断原则来否定焦虑障碍的诊断,因为目前的抑郁障碍不能完全解释前期的临床表现,因此以共病诊断为宜。作出共病诊断时需要注意:①主要诊断能否解释患者的所有症状,如果不能就要考虑添加另一种诊断;②作出共病诊断有何益处,能否提醒精神科医师患者还存在另外一种可治性障碍;③另一种诊断是否符合共病障碍的诊断标准。在临床工作中,我们会发现共病诊断和等级诊断有矛盾、不一致的地方,因此,在进行精神科诊断时应全面理解精神症状及精神障碍的关系,在病因学诊断上进行更多的探索研究,避免漏诊、误诊。

三、治疗过程

(一)药物治疗

针对风湿免疫科疾病,继续给予"泼尼松35 mg/d"等药物治疗,同时加用抗精神病药物以改善精神症状,必要时转入精神科治疗。因患者目前风湿免疫科无特殊治疗,精神病性症状突出,患者家属要求转入精神科进一步治疗。

1. 转入第1~3天,结合患者的病史特点,选择第二代抗精神病药物奥氮平片5 mg/d来改善精神症状,用药后患者未诉特殊不适。

2. 转入第4~7天,奥氮平片逐渐加至15 mg/d,患者仍表现为兴奋话多,精力旺盛,夜眠需求少,加用阿普唑仑片0.4 mg/d以改善睡眠,并请风湿免疫科会诊协助指导泼尼松片能否减量。

风湿免疫科会诊后指示:因患者目前考虑为"糖皮质激素所致精神障碍",根据入院时各项辅助检查结果推测红斑狼疮病情在趋向缓解,可将泼尼松片减至30 mg/d,继续观察病情变化。

3.转入第8~10天,患者夜眠较前改善,日间情绪较前稳定,间断出现兴奋话多、情绪不稳、易激惹等表现,奥氮平片加至20 mg/d,继续维持泼尼松片30 mg/d、阿普唑仑片0.4 mg/d治疗,未诉服药不适。

4.转入第12天,患者情绪基本平稳,出现睡眠增多、头晕等不适。复查抗SSA抗体阳性(+),血沉30 mm/h,免疫球蛋白IgG 17.46 g/L,补体C3 0.71 g/L,余指标正常。再次请风湿免疫科会诊,会诊后指示:根据复查结果,可将泼尼松片减至25 mg/d维持治疗。继续给予奥氮平片20 mg/d、阿普唑仑片0.2 mg/d。

5.转入第14天,患者情绪基本平稳,未再出现明显的兴奋话多、易激惹等表现,夜眠可,精神症状基本缓解,复查血常规、肝功能、肾功能、心电图未见明显异常。停用阿普唑仑片,继续维持奥氮平片20 mg/d、泼尼松片25 mg/d治疗。患者及家属要求出院,院外坚持服药治疗,定期复诊。

门诊及电话随访:①出院1个月后精神科门诊复诊,患者出院后规律服药,院外未再出现情绪不稳、兴奋话多、易激惹、夜眠差等表现。系统性红斑狼疮的治疗已在当地医生的指导下逐步减量,症状未见波动。根据患者目前病情,建议患者奥氮平片减至10 mg/d,定期复诊。②出院3个月后电话随访,情绪稳定,无明显不适,恢复如常。院外已自行停用奥氮平片1月余,未见精神症状复发。系统性红斑狼疮的治疗仍在当地医生的指导下进行。

(二)心理治疗

对于系统性红斑狼疮引起的心理应激障碍,应当以心理治疗为主,特别是支持性心理治疗需要贯穿疾病的始终。支持性心理治疗是指医务人员在医疗活动中,对患者运用倾听、安慰、解释、指导、建议、鼓励等方法,帮助患者表达或缓解抑郁、悲观、易怒等负性情绪,维持患者的身心稳定,提高患者社会适应能力,增强患者的自尊感,促进患者积极康复锻炼、保持乐观的生活状态。该患者疾病的前期出现了焦虑抑郁情绪,此期可针对患者的焦虑抑郁情绪给予心理治疗。此外,家庭心理治疗也可以帮助患者构建积极的社会支持系统,对改善焦虑抑郁情绪及后期疾病的康复均有积极的意义。

思维引导2

躯体疾病伴发/所致精神障碍的临床表现,除原发疾病的临床症状外,精神障碍多以精神症状和焦虑抑郁症状为主要表现,该类疾病的治疗,除对症处理原发病外,针对不同的精神问题可给予适当的精神科药物治疗。①精神症状:针对精神病性症状、躁狂症状或谵妄症状,可酌情给予有镇静催眠作用的非典型抗精神病药物治疗,如富马酸喹硫平片、奥氮平片;伴有幻觉妄想者也可以给予利培酮片、阿立哌唑片等药物治疗。一般主张小剂量开始,逐步递增的原则,最大使用剂量应在药物说明书推荐的剂量之下。由于抗精神病药物起效慢,临床医生应耐心等待药物起效。在应用抗精神病药物的同时还应密切观察原发病及其他躯体并发症,密切监测肝功能、肾功能、心电图等指标的变化,及时调整抗精神病药物的剂量。②焦虑抑郁症状:当患者合并焦虑、抑郁或其他神经症性症状时可行抗焦虑、抗抑郁治疗,以新型抗抑郁药物为主,包括SSRIs类药物及其他抗抑郁药物。可根据具体情况适当选择,需要密切注意合并用药的风险。有焦虑失眠者可联合应用抗焦虑药及苯二氮䓬类药物。以上药物均应从小剂量开始,视个体耐受情况逐渐加量。同样,在治疗过程中,需要密切关注药物的不良反应。

四、护理要点与预后

(一)护理要点

1.服药依从性　无论是何种疾病,均需要遵医嘱治疗。该患者除积极治疗躯体疾病外,仍需要服用精神科药物对症处理。因患者前期缺乏自知力,行为冲动,不能完全配合治疗,必须告知患者及家属服药的必要性,做好医患沟通,提高服药依从性。

2.防自杀　自伤或危害他人的行为。因患者存在情绪不稳、行为冲动,可能会发生一些自杀自伤或伤害他人的情况。住院期间要时刻关注患者的病情变化,做好医护、医患之间的及时沟通,同时家属24 h陪护,以防意外情况的发生。

3.一般护理　因系统性红斑狼疮的临床特点,给予患者及家属饮食宣教及日常生活中的注意事项宣教,做好皮肤、口腔黏膜的护理,定期测量血压,关注可能出现的药物不良反应。

4.健康教育　健康宣教可提高患者及家属对疾病的认知,减轻患者或家属对疾病的恐惧心理,调动患者积极参与文娱活动,丰富患者日常生活,转移注意力,尽可能降低患者及家属的心理负担。指导家属及时发现患者的不良情绪,并积极给予帮助。

(二)预后

糖皮质激素所致精神障碍,经过原发疾病系统规范的治疗及精神科药物和心理的治疗,精神症状一般缓解彻底,预后较好。

五、思考题

1.简述糖皮质激素所致精神障碍的药物治疗原则。

2.简述精神障碍的诊断原则。

六、参考资料

[1]李恒芬.会诊联络精神医学[M].北京:人民卫生出版社,2015.

[2]曾小峰,陈耀龙.2020中国系统性红斑狼疮诊疗指南[J].中华内科杂志,2020(3):172-185.

[3]郝伟,陆林.精神病学[M].8版.北京:人民卫生出版社,2018.

（庞剑月　李恒芬）

第十六章　精神科门诊和急诊

案例 33　精神科门诊

一、病历资料总结

1. **一般资料**　李某,男,40 岁,已婚,在职。

2. **主诉**　饮酒 20 年,加重情绪不稳定 3 年。

3. **现病史**　患者 20 年前开始饮酒,量中等,能控制,其间表现正常。近 3 年开始酒量增加,约 1000 mL/d,酒后睡觉,醒后继续饮酒,不能干活和料理生活,醒后难以回忆喝酒时发生的事情。近 3 年饮酒伴随情绪低落,觉得生活除了喝酒没意义,精力减退,认为喝酒对自己身体影响很大,但是自己还难以戒酒,认为自己是个废人,自卑,没有自信;易出现心烦急躁、坐立不安、手抖,打骂家人,不饮酒时明显。5 d 前患者家人强制让其停饮,之后出现幻视,骂人,言语紊乱,步态不稳,双手震颤,恶心干呕、大汗淋漓及情绪不稳,为求治疗家人送其前来诊治。门诊以"酒精戒断"收入,自发病来,食欲、睡眠均差,大小便基本正常。

4. **既往史**　否认重大躯体疾病史。

5. **个人史**　无特殊,病前性格忠厚老实、少语、少与人交往,但待人热情,肯帮助人,工作认真负责。

6. **婚姻史**　已婚,21 岁结婚,婚后夫妻关系好,育有 1 子。

7. **家族史**　父亲因酒后事故去世,母及 1 弟体健,1 子体健。

8. **体格检查**　发育正常,营养差,体型瘦弱,面部皮肤粗糙潮红,并伴有大汗淋漓。心率 120 次/min,律齐,无杂音。肺部听诊无异常。双手震颤,步态不稳,神经系统检查走"一"字不能。

9. **精神检查**

(1)意识:意识清晰,时间、地点、人物定向完整。

(2)仪态:衣着稍差。

(3)面部表情:神情低落

(4)接触交谈:合作,问答切题,言语表达稍迟缓,语速缓慢。

(5)感知觉:引出评论性幻听,无幻觉,无感知觉障碍。

(6)思维:思维迟缓。

(7)情感:情绪低落。

(8)意志行为:意志活动减退,无明显激越行为。有主动自杀观念。

(9)食欲:食欲较差,体重无明显下降。

(10)睡眠:睡眠差,入睡困难。

(11)智能:智能下降。

（12）自知力：部分存在。

10. 辅助检查　3 个月前在外院行头部 MRI、脑电图均未见明显异常。血常规、肾功能等均未见明显异常。肝功能：丙氨酸转氨酶（ALT）65U/L、天冬氨酸转氨酶（AST）70U/L、γ-谷氨酰转移酶（GGT）590U/L。

二、诊断与诊断依据 ▸▸▸

（一）诊断

①酒精性幻觉；②单纯性戒断反应；③不伴有精神病性症状的重度抑郁发作。

（二）诊断依据

1. 症状学标准　与酒精相关症状：长期酒精滥用史，与酒精相关面部特征，面部毛细血管增生，心悸，明显的戒断症状及震颤，酒精戒断后幻觉。抑郁症状：情绪低落，兴趣减退，不愿社交，无用感，有自杀自伤意图，有自杀行为，反应迟钝，记忆力差，注意力差，食欲差，睡眠差。

2. 严重程度标准　无法继续工作生活，社会功能受损，自知力存在。

3. 病程标准　达到上述严重程度的总病程已有 20 年，且近 3 年加重。

4. 排除标准/鉴别诊断

（1）精神分裂症：精神分裂症患者亦可出现幻觉、妄想等常见的精神病性症状，需要与酒精所致精神障碍相鉴别。但精神分裂症患者无明确的精神活性物质应用病史，且无明显的戒断症状，同时结合尿液物质检测筛查可以鉴别。

（2）双相障碍，目前为伴/不伴有精神病性症状的躁狂发作：躁狂发作可出现情绪不稳定，有时会有冲动、打人的情况，严重时还可能会出现幻觉、妄想等精神病性症状，与酒精依赖或戒断时的症状类似。与精神分裂症的鉴别类似，前者无明显的酒精接触史和戒断行为，同时一般还会有躁狂发作的其他典型症状，可依此鉴别。

（3）脑器质性疾病所导致的精神障碍：脑器质性疾病患者可能会出现幻觉、情绪不稳定、性格改变等表现，但一般进行脑部影像学检查或其他相关检查会有阳性发现。该患者目前脑部检查结果没有提示器质性病变，暂时可排除该可能。

（4）其他躯体疾病：部分躯体疾病也会出现心悸、震颤等临床表现，容易与酒精依赖和戒断综合征引起的躯体症状相混淆。但前者除上述症状外还会有其他特异性症状，同时还会有相应的阳性实验室检验和检查结果，可依此进行鉴别。

思维引导 1

酒精性幻觉症：患者在戒酒后出现不适、焦虑，短暂的视幻觉、触幻觉或各种错觉。在此阶段，患者的现实检验能力还存在。但在病情严重患者中，上述精神病性症状更为明显，如无中生有地听到别人的责骂声和威胁声，为此感到惊慌，向人求助，或企图自杀。亦可有错视、视物变形，多数为恐怖场面，故有冲动伤人行为，会造成非常严重的后果。一般持续数日，亦可迁延不愈，往往向震颤、谵妄发展。

单纯性酒精戒断反应：戒断反应的表现多种多样，一般发生在断酒后 6~12 h，开始有手抖、出汗、恶心，继之出现焦虑不安、无力等精神症状，患者有强烈的饮酒渴望。此时如果还没有酒喝，症状逐渐严重，在断酒后 24~36 h，可见发热、心悸、唾液分泌增加、恶心呕吐等症状，体征上可有眼球震颤、瞳孔散大、血压升高等，戒断反应在 48~72 h 左右达到高峰，继之症状逐渐减轻，4~5 天后躯体反应基本消失。

三、治疗过程

（一）门诊治疗

对于能配合门诊治疗，自我管理较好的患者选择门诊治疗。选用利培酮片单一药物治疗控制幻觉症状，选用氟伏沙明片控制情绪问题，选用地西泮控制单纯戒断症状及足量的维生素 B_1 改善相应躯体症状。

（二）住院治疗

对自我管理能力较差，症状严重的患者建议住院治疗。

思维引导2

酒精依赖的短期干预（Brief interventions，BIs）

BIs是指时间上的，比如5 min的劝导，但在实际操作中往往在10～20 min/次。主要目标人群是依赖不重，人格相对完整的酒精问题患者，而非严重酒精成瘾的患者。

BIs的基本目标是帮助有酒精依赖问题的个体减少饮酒量，使之处于相对安全水平。BIs有以下几个特点：①治疗采取的是客观、非判断的方式与患者交流，不是说教式；②以患者为中心，不去强迫患者去改变，使患者的改变发自于内心，而非外界；③向患者传递这样的信息，"改变的钥匙在自己手里"，是患者自己有责任改变自己的问题，外界只能提高某些帮助；④不断反馈患者的处境，鼓励患者取得成绩，提供患者自信与改变的能力。

BIs基本内容可以用FRAMES这几个英文缩写表示：

F＝feedback：对于患者的饮酒情况，提供反馈意见，强调潜在的危险；

R＝responsibility：强调患者在戒酒或减少饮酒相关危害中的责任；

A＝advice：劝导患者戒酒或减少饮酒量；

M＝menu：提供帮助患者的具体方法；

E＝empathy：将心比心，充分理解患者想法与感觉；

S＝self-efficacy：向患者逐步灌输解决酒问题的信心，增加自我效能。

四、疾病管理

（一）精神科管理

1. 建立治疗联盟 包括良好的医患沟通、以患者为中心的医疗护理和向患者及家属讲解疾病的特点及注意事项等。

2. 个案管理 个案管理用于精神卫生领域始于20世纪60年代，当时精神卫生服务的主流是将住院机构大量关闭，发展以社区为基础的服务模式。个案管理包括以下7个环节：现场评估、问题明确、目标确立、指标制定、策略选择、责任明确和进度检查。

3. 服药管理 需要药物治疗的患者，一定要遵医嘱服药，不能私自减量或停药。

4. 家庭管理 家庭环境改善，协助监督患者按时服药，安排适当的体力劳动等。

5. 疾病教育 包括向患者和家属宣讲以下等相关内容，如积极参与自身治疗的重要性、酒精所致精神障碍的本质和病程、治疗的潜在获益和可能的不良反应、识别复发的早期症状、观察睡眠规律和避免物质滥用等。

（二）预防

1. 加强卫生宣传　要文明饮酒,不劝酒、不酗酒、不空腹饮酒、不喝闷酒。避免以酒代药导致酒瘾。

2. 严格执行药政管理法　加强药品管理和处方监测,严格掌握成瘾药物的临床应用指征。严格执行未成年人法,控制未成年人饮酒。

3. 改变酿酒习惯　提倡生产低度酒、水果酒,减少生产烈性酒,打击非法造酒等。

4. 加强心理咨询和健康教育　重点加强对高危人群的宣传及管理。

五、思考题

1. 酒精所致精神障碍的主要临床表现是什么?
2. 如何区分酒精所致精神障碍的亚型?
3. 酒精所致精神障碍的治疗原则是什么?

六、参考资料

[1]陆林.沈渔邨精神病学[M].6版.北京:人民卫生出版社,2018.
[2]江开达.精神药理学[M].2版.北京:人民卫生出版社,2011.

（曹素霞）

案例 34　精神科急诊

一、病历资料汇总

1. 一般资料　罗某,女,35岁,汉族,已婚,保育员,结婚10年,多年不孕。

2. 主诉　气促、心悸、怕疯、怕死10月余,再发加重1d。

3. 现病史　10个月前因诊断性刮宫术后出现阴道流血而逐渐开始恐慌、紧张,感到心慌、气促,经处理出血停止,但病人仍恐惧患有不治之症,伴烦躁、敏感、易激怒,对外界环境兴趣降低,睡眠差等症状,但尚能坚持工作和操持家务。7个月前症状较前加重,并出现极端烦躁、坐卧不宁、呼吸急促、胸闷、心悸、出汗,手脚麻木,自觉会发疯、变傻,伴有濒死感,每次发作持续半小时至1h不等,几乎每天皆有发作。发作间歇期仍有烦躁,担心再次发作,尚能控制自己。5个月前症状更加严重,已无明显间歇期,终日处于惶恐不安之中,彻夜不眠,有明显的自杀企图,主要是因为"太难受了",但同时又怕死。经常无故找爱人吵闹,将自己的不适归咎于爱人不关心、不理解她。严重时扯头发、捶胸顿足,两手不住在腹部揉搓,致使上腹部皮肤发红、肿胀,有时甚至在地上打滚。至此,已完全丧失工作和操持家务的能力,生活难以自理。2个月前去当地精神病院就诊,当时诊断不详,给予艾司西酞普兰、阿普唑仑等药物治疗,用法用量不详,10d后症状明显改善,且恢复工作。1d前因小事与一位丧偶的女同事交谈,激发焦虑情绪,后症状复发,表现同前,口服艾司西酞普兰、阿普唑仑等治疗,无明显好转。逐至急诊科就诊,病中食欲增加,特别爱吃零食。自发病来,食欲增加,睡眠差,大小便基本正常。

4. 既往史　否认重大躯体疾病史,无明显躯体和精神疾病史。

5. **个人史** 无特殊,否认药物滥用及依赖。病前性格急躁,易激惹。

6. **婚姻史** 已婚。

7. **月经生育史** 12 岁月经初潮,月经周期规律,无痛经等不适。未育。

8. **家族史** 父母体健;兄妹 2 人,1 兄体健。否认家系中有精神疾患和遗传性疾病史。

9. **体格检查** T 36.5 ℃,P 90 次/min,R 18 次/min。BP 120/ 80 mmHg,双侧甲状腺不肿大,心律齐,无杂音,心、肺听诊正常,上腹部皮肤表皮脱落,局部红肿。神经系统检查阴性。

10. **精神检查**

(1)意识:意识清晰,时间、地点、人物定向完整。

(2)仪态:衣着整洁、得体。

(3)面部表情:表情焦虑,恐惧不安。

(4)接触交谈:合作,问答切题,言语表达流畅,语速较快。

(5)感知觉:无错觉,未引出幻觉,无感知觉综合征。

(6)思维:思维内容和形式正常,逻辑清晰。

(7)情感:情绪焦虑,低落,眉头紧锁。

(8)意志行为:意志活动减退,无明显激越行为。有主动自杀观念。

(9)食欲:食欲增加。

(10)睡眠:因害怕失控不敢睡,有时甚至整夜不眠。

(11)智能:与受教育程度相符合。

(12)自知力:存在,求治心切。

11. **辅助检查**

(1)实验室检查:血常规、肝功能、肾功能、甲状腺功能等均未见明显异常。头部 MRI、脑电图未见异常。

(2)明尼苏达多项人格测验(Minnesota multiphasic personality inventory,MMPI):L 53 分,K 42 分,F 84 分,Hs 64 分,Hy 68 分,Pd 88 分,MI 86 分,Pa 106 分,Pt 76 分,Sc 89 分,Ma 65 分,Si 75 分。

(3)洛夏测验:联想灵活性降低、情绪波动,内控力差、思维散漫。

(4)SAS 评分:75 分。

(5)HAMA 评分:28 分。

(6)PDSS 评分:18 分。

二、诊断与诊断依据

(一)诊断

惊恐障碍 广泛焦虑障碍。

(二)诊断依据

1. **症状学标准** 以反复出现不可预期的惊恐发作为主要表现,存在多种焦虑症症状。①心理症状:烦躁不安,易激惹,担心,紧张等;②运动紧张,坐卧不宁,捶胸顿足,扯头发等;③交感神经兴奋症状:胸闷,气急,心悸等。④抑郁症状:哭泣,认为自己没有希望了,会死,欲自杀等。发作间歇期持续担心再次惊恐发作,符合惊恐障碍和广泛性焦虑障碍的症状标准。

2. **严重程度标准** 社会功能受损。

3. **病程标准** 总病程达 10 个月。

4. **排除标准/鉴别诊断**

(1)躯体疾病所致焦虑:常见于癫痫、心脏病发作、嗜铬细胞瘤、甲亢、自发性低血糖症、物质或酒精滥用/戒断。结合目前的检验检查结果及辅助体格检查,患者并没有明显的躯体疾病,暂时可以排除患者躯体疾病所致焦虑。

(2)其他焦虑相关障碍:病人在病中无明显强迫症状,故不考虑强迫症的诊断。恐怖症中的害怕是有某种确切对象的,是在并无危险的情境下发生的,常有回避行为,而本例病人的怕死不是境遇性的,是继发于焦虑的认知改变,不能诊断为恐怖症。

思维引导1

焦虑普遍存在于许多精神障碍之中,面临一个诉述焦虑的病人,必须首先考虑以下两点:①焦虑症状是否与躯体疾病有关;②焦虑是否为其他精神障碍的症状。根据本例患者的病史、体格检查和实验室检查结果,未发现器质性因素的证据。

广泛焦虑障碍的基本特征为广泛性和持续性焦虑,惊恐障碍的基本特征为反复突然发作的严重焦虑,达到惊恐的程度,发作不局限于特殊的情境之下,发作难以预料,持续时间不长,十多分钟后自行消失,发作间歇期可以正常生活,症状甚少。

本例患者亚急性起病,病前有明确的精神刺激,患者对这些刺激反应较为强烈,符合焦虑障碍的诊断标准。同时伴有惊恐发作,焦虑障碍和惊恐发作在病因及症状学上有着共同特征。

三、治疗过程

1.患者急诊入院,结合患者目前的躯体疾病情况、精神障碍的诊断等,评估患者的冲动自杀行为风险,综合考虑可转至精神科病房治疗。既往选用艾司西酞普兰作为抗焦虑治疗药物,效果可。

2.第1~2周,艾司西酞普兰剂量从5 mg/d逐渐增至10 mg/d。合并使用坦度螺酮胶囊15 mg/d,考虑加用阿普唑仑0.4~0.8 mg/d辅助纠正睡眠。患者急性焦虑发作时给予心理疏导,若无效则口服阿普唑仑0.4 mg。在发作间歇期继续药物治疗和心理治疗。

3.第3~4周,逐渐增加艾司西酞普兰至20 mg/d,坦度螺酮胶囊至30 mg/d。患者睡眠有所改善,继续使用阿普唑仑0.4 mg/d。焦虑症状明显改善,但仍有急性发作,需要继续治疗。

4.第5~12周,维持艾司西酞普兰20 mg/d和坦度螺酮胶囊30 mg/d,停用阿普唑仑,心理治疗减至每两周一次。症状得到控制,患者逐渐恢复工作。

5.第4~12个月,维持艾司西酞普兰20 mg/d和坦度螺酮胶囊30 mg/d,患者症状稳定,未见明显不良反应。

6.第12个月至今,逐渐减少坦度螺酮胶囊剂量至15 mg/d,艾司西酞普兰维持20 mg/d,患者病情保持稳定。

思维引导2

1.急性期惊恐障碍药物治疗
(1)急性期治疗药物应当足量、足疗程。
(2)有效药物通常在第一周就可见效,但显著改善应在6~8周内,并持续有效到治疗12周末,也有证据支持持续治疗8个月或更久有助于完全发挥药物效果。
2.急性期惊恐障碍心理治疗
(1)与药物一样作为惊恐障碍的主要治疗选择
(2)尤其适用妊娠期、哺乳期患者。

（3）药物治疗无效者，心理治疗可能有效，反之亦然。

（4）停药后易复发的患者，心理治疗有助于巩固疗效、预防复发。

（5）系统心理治疗后仍无好转者，应及时再评估、转介其他医生或给予药物治疗。

四、其他常见急症处理方式

1. 暴力攻击行为处理　原则上是将暴力行为造成的损害控制在最小的程度，首先考虑保护人身安全，保护财物。

（1）药物治疗：抗精神病药物如氟哌啶醇、氯丙嗪、奥氮平、喹硫平。

（2）积极治疗原发病。

（3）药物滥用至精神障碍者：注射氟哌啶醇或地西泮，待暴力行为控制后，进行脱毒治疗。

（4）酒精所致精神障碍者：可用地西泮控制兴奋躁动，剂量不宜过大，以免加重意识障碍及呼吸抑制，急性期过后应大量补允维生素，并进行戒酒治疗。

2. 自杀的处理

（1）服毒者尽快排毒解毒。

（2）割腕、坠楼、撞车等外科急救。

（3）自焚者转烧伤科处理。

（4）心跳呼吸停止者心肺复苏。

（5）处理休克，纠正酸中毒。

3. 兴奋躁动状态的处理方法

（1）抗精神病药物：一般选用镇静作用较强的抗精神病药物，如氯丙嗪、氟哌啶醇、氯氮平等药物。

（2）苯二氮䓬类药物：口服地西泮、氯硝西泮或劳拉西泮，也可采用氯硝西泮和劳拉西泮肌内注射。

（3）心境稳定剂：卡马西平、丙戊酸盐。

（4）电痉挛治疗。

（5）对症处理：兴奋躁动患者应予以补液，营养支持治疗，纠正水、电解质紊乱，抗感染，保持安静，减少兴奋。

4. 缄默、木僵状态的处理

（1）器质性木僵：主要是对因治疗。

（2）紧张性木僵：首选电痉挛治疗，可用舒必利 200～800 mg/d。精神分裂症患者的缄默状态可给予抗精神病药物治疗。

（3）抑郁性木僵：首选电痉挛治疗，同时口服抗抑郁药治疗。

（4）癔症性缄默症：暗示治疗有效。

（5）选择性缄默症：以心理治疗为主。

（6）药源性木僵：换用其他药物。

5. 急性肌张力障碍处理

（1）即刻肌内注射东莨菪碱或苯甲托品。

（2）预防措施可加用口服抗胆碱能药如安坦或苯甲托品。

（3）预防措施效果不明显，则应减少抗精神病药物剂量。

（4）重症肌无力和青光眼患者禁用抗胆碱能药，可试用抗组胺药苯海拉明或异丙嗪。

6. 恶性综合征处理

(1)即刻停用所有抗精神病药物。

(2)支持和对症疗法,如物理降温、补液、纠正水和电解质紊乱、纠正酸碱平衡失调、预防感染等。

(3)继发感染者使用抗生素。

(4)加快药物从体内排除。

(5)使用多巴胺激动剂。

7. 5-羟色胺综合征处理

(1)停用5-羟色胺(5-hydroxytryptamine,5-HT)能药物。

(2)静脉注射电解质溶液以利尿,尿量大于50~100 mL/h,以避免肌红蛋白尿症的风险,给予抗焦虑药物以缓解焦虑。曾报道患者治疗应用普萘洛尔后获得部分改善。

(3)5-HT$_1$A 受体阻滞剂,如美西麦角2~6 mg,最高剂量6 mg/d;赛庚啶起始剂量4~8 mg,以后每2~4 h 4 mg,总量为0.5 mg/(kg·d)。

(4)病情严重者还需要行复苏术(降温,机械通气,抗惊厥药,降压药)。

8. 急性幻觉、妄想状态的处理方法　若患者出现兴奋或自伤、自杀、攻击行为等意外行为时,须优先处理。

(1)药物治疗:经典和非经典的抗精神病药物,严重抑郁发作者需要合并抗抑郁药治疗,严重躁狂发作者可合并心境稳定剂。

(2)心理治疗:心因性幻觉症以心理治疗为主。癔症性精神病可予小剂量有镇静作用的抗精神病药物,待幻觉、妄想缓解后可合并心理治疗。

9. 精神药物中毒的一般处理步骤

(1)催吐:饮温开水500~600 mL后刺激咽后壁或舌根部引起呕吐。但有明显意识障碍者不宜催吐。

(2)洗胃:极为重要,以服药后6 h内为佳,超过6 h的仍需要洗胃。可用温开水或1:5000高锰酸钾溶液洗胃。

(3)吸附:洗胃后胃管注入10~20 g调成糊状的活性炭。

(4)导泻:从胃管内注入20~30 g硫酸钠。

(5)促进排泄:补液利尿,补液量可达4000 mL/d,并用利尿剂如呋塞米20~40 mg,肌内注射或静脉注射,必要时可重复使用。

思维引导 3

急诊不要求必须进行明确的疾病分类学诊断之后才开始治疗,而是要准确估计病情的严重程度与危害性并及时做出相应的处理。

急诊处理中应遵循的基本原则:

1. 优先处理危及患者生命安全的各种紧急情况,如心脏呼吸骤停、休克等。

2. 遇到危及其他患者或其他人员生命安全的行为,如发生暴力行为时,应保护好其他患者和其他人员的生命安全。

3. 精神科的处理应该安全并迅速地产生治疗效应。

4. 在急诊处理的同时,应计划好患者急诊后的治疗或做好随访。

五、思考题

1. 常见精神科急症是什么?
2. 常见的急诊处理方式是什么?

六、参考资料

[1]陆林.沈渔邨精神病学[M].6 版.北京:人民卫生出版社,2018.

[2]李媛媛,张云淑,王策,等.抗抑郁药物治疗惊恐障碍的疗效及可接受性的网状 Meta 分析[J].神经疾病与精神卫生,2022,22(3):205-213,229.

[3]江开达.精神药理学[M].2 版.北京:人民卫生出版社,2011.

（赵晓锋）

第十七章　心理治疗

案例 35　支持性心理治疗

一、病历摘要与治疗过程

病历摘要（一）

患者,男,22 岁,汉族,职员,因"敏感多疑、恐惧害怕 2 月余"在父母陪同下就诊,以"精神分裂症"为诊断收住入院。

患者 2 个月前无明显诱因出现怀疑周围的同事和领导在工作中处处针对自己,背后搞些"小动作"妨碍自己的工作,让自己工作不顺利,领导也故意给自己找麻烦,想要开除自己,几个同事在一起说话,是在一起联合起来欺负自己,一次在单位喝水后头晕,认为是同事在自己茶杯里下药,不敢在单位里喝水吃东西,后来认为周围的人看自己的眼神不对,连上班路上的公交车上遇到的人的眼神也变得不一样了,去商店买东西,老板问"你想买什么烟?",就认为周围的人都知道自己心里的想法了,自己的隐私被窥探,有一伙黑社会势力监视自己,恐惧害怕,不敢去上班,不敢出门,连自己住的地方都不安全,想要逃回老家,害怕坏人跟踪自己回家绑架自己的家人,不敢直接坐汽车回家,先坐火车到省外,躲藏到一个旅馆里,多次给家人打电话说自己手机有人监听,不敢睡觉,害怕自己睡着后坏人有机可乘,在房间里走来走去,后被家人从省外接回,在父母反复劝说下勉强就诊。无冲动伤人、自伤自杀行为。否认头痛、发热、抽搐史。

既往体健,个人史:行 2,上有 1 姐,生长发育正常,适龄上学,学习成绩良好。性格内向、敏感,家庭关系和睦,父母较为保护,人际关系较为被动。

无吸烟饮酒史。家族史阴性。

入院后行头部 MRI、脑电图均未见明显异常。甲状腺功能、血常规、肝功能、肾功能等均未见明显异常。入院后简明精神量表(BPRS)评分 56 分。三级医生查房诊断为"精神分裂症",确定给予规范的抗精神病药物治疗,同时给予支持性心理治疗。

入院后给予利培酮抗精神病治疗,并给予阿普唑仑改善睡眠,逐渐增加利培酮剂量。1 周后患者睡眠改善,但仍认为有黑势力在医院周围要害自己和自己的家人,医院里的病友可能被坏人利用了,自己没有病,但医生和护士是好心的,可以信任。恐惧害怕,不敢让父母离开自己视线。

> **思维引导 1**
>
> 精神分裂症的治疗,规范合理的药物治疗是基础,恰当的心理-社会干预有助于改善总体预后。支持性心理治疗是常用的心理治疗方法之一,可以在精神分裂症全病程治疗的所有阶段进行。

支持性心理治疗是一种专业的治疗方法,它的治疗方案基于诊断性评估。

如损害/心理治疗谱系(图17-1)所示,个体心理治疗是一个从支持性心理治疗到精神分析的谱系。从左到右,谱系最左为支持性心理治疗,最右为表达性心理治疗。表达性心理治疗术语是一个统称的术语,可以用来描述各种通过分析治疗师与患者之间的关系,帮助患者内省以了解自己过去未认识到的感受、想法、需要和冲突,使得患者尝试有意识地解决和更好地整合各种冲突而获得人格改变的治疗方法。多数患者的心理治疗同时包括支持性与表达性成分,二者必须以统一、整合的方式加以运用。

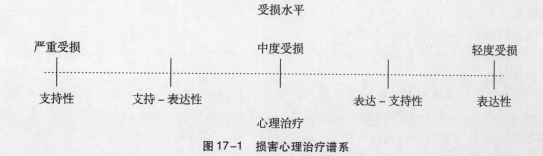

图17-1　损害心理治疗谱系

位于严重受损端的患者,他们的心理结构或自我功能如认知能力、现实检验能力、思维能力、组织行为能力、情感调节以及与他人保持关系交往的能力已经有了明显的损害。导致患者出现上述功能受损的原因包括患有严重精神疾病、广泛性发育障碍、严重边缘性人格障碍、智能低下以及教育或社会化程度不足。与这类患者交谈时,治疗师关注的是患者的日常活动、药物以及运用资源来促进其获得社会性康复。

在谱系轻度受损端的咨客则是一些正常人,他们思路清晰、想法现实,至少有中等智商,感觉敏锐,过着积极的生活,并且能够与他人建立关系,喜欢广泛的活动,相对冲突较少。这些咨客由于自我破坏性的人际关系或者无法达到个人或职业预期目标而来寻求治疗。

在开展心理治疗时,首先要进行诊断性评估,要确定患者位于受损谱的位置,适用支持性心理治疗或表达性心理治疗,设定合适的治疗目标。本患者为精神分裂症急性发病期,有严重的被害妄想等精神病性症状,使其内心痛苦,社会功能严重受损,情感和行为紊乱,思维紊乱,缺乏现实检验能力,对外界有很强的防御,建立人际关系的能力受损,难以开展活动,处于受损严重端,需要针对自我功能、日常应对以及自尊的直接干预。因此在现阶段,该患者不适合应用以表达性为主的心理治疗,适合应用支持性心理治疗,有助于逐步减少患者对医生的防御,增加对其医生的信任度,提高医患关系的质量,增强治疗依从性,加快症状缓解的速度。同时重建患者的自我功能、日常应对和自尊。

病历摘要(二)

入院后给予系统规范药物治疗,在入院第2周,患者恐惧症状减轻,但仍坚持认为同事和领导针对自己,周围有一伙人要加害自己,患者表示,自己不愿意服药,但在医护和家属的劝说下愿意配合服药,认为自己在医院比外面安全,愿意参加"谈话治疗"。开始进行支持性心理治疗,每周2次,每次30 min。进行初始访谈,向患者介绍治疗规则和形式、治疗费用、设定治疗目标以及疗程,签署心理治疗同意书。

思维引导2

支持性心理治疗的实施建立在对患者进行全面心理评估的基础之上,评估症状性质、严重程度、自伤和伤害他人的风险等。在急性期进行心理治疗的首要目标是建立良好的治疗联盟,增强患者的依从性。治疗联盟治疗的基础,良好的治疗联盟是可以促进患者继续接受治疗,保障治疗效果。随着症状的缓解和自知力的逐步恢复,治疗目标可以是提高对症状的应对能力和增强自尊。

在初始访谈中,应明确说明支持性心理治疗的基本规则。治疗师需要根据患者的特点,包括教育水平、自我功能、现实检验能力和治疗环境来调整传递这些信息的方式,为治疗建立一个清楚的设置,以减少患者的焦虑情绪。

支持性心理治疗基本规则:①访谈中,不允许有任何人身攻击和语言谩骂;②患者不允许在醉酒状态下参加治疗。

治疗的时间和强度需要经过患者和治疗师的一致同意,但可根据连续需要而有所变动。设定一个特定的、重复的时间有助于减轻焦虑。每次治疗的时间一般也应相对固定,但对于精神分裂症患者,早期因精神病性症状的影响,开始的治疗时间可以设定为每次20~30 min,后期随着精神症状的减轻,可以延长治疗时间到每次40~50 min。

心理治疗记录

治疗师:你好,我想与你谈一下你是如何理解你的疾病的,好吗?

患者:应该可以吧。

治疗师:如果我说的对你没什么用,请告诉我,我会试着澄清。如果我说的让你感到更紧张,也请告诉我,我们可以谈点别的,好吗?(提供待探索领域的预期性指导,允许患者停止探索,建立合作性关系,显示治疗师能觉察到患者的感受)

患者:好的。

治疗师:有人跟你讨论过你的病情诊断吗?

患者:嗯,抑郁症。我得的是抑郁症。

治疗师:是他们告诉你的吗?

患者:我不知道……嗯,我想是抑郁症。(患者已经被告知他的诊断是精神分裂症。他这么说要么是逃避,要么就是否认)

治疗师:你能描述一下抑郁症这个词对你来说意味着什么吗?

患者:哦,我睡不着,不想做事。我不想这样,我以前会做很多事。

治疗师:还有其他问题吗?比如你的思维或情感?

患者:我得的是抑郁症。(具体、坚持、不详尽的回答)

治疗师:你感到很难过吗?抑郁的人通常都感到很难过。

患者:不,不是难过。我只是对任何事情都没感觉。疲劳。我不知道。(否认同抑郁相关的心境低落)

治疗师:好的。除了感到累之外,最近你经历过什么和你生病有关的事情吗?

患者:嗯?比如说呢?

治疗师:哦,就像你在入院评估中告诉另外一个医生,说你一直认为有同事或者其他坏人正企图想加害你。那是真的吗?

患者:那是以前的事了。我现在已经不想了。(逃避的眼神)

治疗师:能告诉我当时你在想什么以及感受到什么了吗?(询问患者的体验)

患者:很恐惧,哦……我不想讨论这个。我现在已经不想了。(当治疗师将话题集中于患者的被害妄想时,增加了患者的焦虑)

治疗师:好的,我们不讨论这个了。你说你现在已经没有这种想法了,但以前有过,大概什么时候呢?我不太明白你刚才的意思。(将患者从过去的体验中拉回来,要求患者澄清刚才说话的意思)

患者:我吃了那些抗抑郁药,感觉好多了。

治疗师:哦,自从你吃了药后那些恐怖的想法就变少了,是吗?很好的!(澄清,将药物与妄想性症状减少联系起来,给予肯定)

患者:是的,的确如此。

治疗师:好的,让我再证实一下,你吃的药对那些恐怖的想法和体验很有效,是这样吗?

患者:没错。(患者眼神亮了些)

治疗师:所以对你来说继续服药是明智的选择,是吗?(将患者体验到的好处与患者继续服药的话联系起来)

患者:是这样的……而且我也愿意跟病房里的其他人谈话了,谈起话来也感觉好多了。他们好像也不那么敌视我。(验证了治疗师的观点)

治疗师:你觉得药物也能让你更好地与他人交流,是吗?也就是说你与周围人相处比以前更好了?

患者:我还是我自己,但是不像以前那样恐惧了。(回答更为详尽,且焦虑已减轻)

治疗师:你是说你曾经很恐惧。

患者:是的。以前我的同事和领导对我很不好,总是排斥我,各种欺负我。

治疗师:他们对你干了什么?(澄清)

患者:他们想让我难堪,总是说我的坏话,在工作中给我使绊子。(眼睛望向别处)嗯,不过我现在已经不想这些了。(患者焦虑又开始增加,重复其习惯性的话)

治疗师:你现在好多了,是吗?那就好。还有什么也改善了呢?(赞同其阻抗,即现在已经不想了;将话题拉回到现在以减轻其焦虑)

患者:现在我在医院,周围都很安全,还有父母陪着。我比以前睡得踏实。

治疗师:以前睡不好吗?

患者:是啊,以前不敢睡,在家里不敢睡,跑到外地旅馆里也不敢睡。

治疗师:以前心里的恐惧,让你睡不着,是这样吗?但是现在好多了?(澄清)

患者:没错,我又可以睡觉了。

治疗师:那段日子你肯定过得很难受。还好现在已经好了,这对你而言是很大的解脱!(基于患者的叙述,予以共情的反应)

患者:那当然了。(患者笑了)

治疗师:我能这样说吗?药物能消除你那些恐惧的想法和体验,你能安稳地入睡,并且能让你与周围人相处得更好。

患者:是这样的。

治疗师:听你这么说起来,这药还不错!

患者:它的确有效。

治疗师:现在让我们来讨论一下那种使你产生恐惧的想法和体验,使你容易激动并且难以与周围人相处的疾病,好吗?(再次"展开地图")

患者:好的。

治疗师:你吃的药是用来治疗"精神分裂症"症状的——就像我们刚刚所讨论的一样,这种药对你很有效,你感觉比以前好多了。

　　患者:我没有精神分裂症! 我不会乱打乱闹,我也不会打人。我不是疯子。(患者此刻变得很焦虑)

　　治疗师:我想你大概把电视上看到"疯狂的人"的形象与精神分裂症联系在一起了。精神分裂症和所谓的"疯狂"并不一样,精神分裂症是一种疾病,是可以治疗的。它的症状就像你刚才跟我描述的一样,而且可以通过吃药得到很好的控制。你绝不是疯子。(现实检验,澄清,保证)

　　患者:那么我到底会怎么样呢? (哭泣)

　　治疗师:我们有最好的药物和最好的治疗,而且我会和你一起共同努力来提高你的生活质量。

　　患者:(停止哭泣,情绪变得轻松)。

　　治疗师:今天我们谈了很多,谢谢你的配合,下次我们继续。(本节治疗结束)

思维引导3

　　支持性心理治疗能有效地改善患者的基本交流能力、娱乐能力、药物管理以及症状管理的能力。治疗师应用支持性策略,减轻患者的焦虑,帮助患者果断解决某一特定的难题,提高其适应技能。例如,当患者听到有关自己所患的精神分裂症的诊断信息时,可能会感到焦虑。治疗师对信息作进一步的解释与指导以加强患者的应对能力,就能减轻其焦虑。拥有更多使用高级防御(如合理化)的应对策略,意味着患者在对待疾病上更具灵活性与适应性。另外,当患者在直接处理某一主题上存在困难时,治疗师可以通过试图"退回"困难主题之前的讨论,以减轻患者的焦虑。

　　在积极的治疗关系中,治疗师让患者感觉到,治疗师在指导患者获得改善,会直接减轻患者的无助感。当治疗师看到患者的负性情绪,予以关注和讨论,患者会感觉舒适,继而不良情绪以及引起焦虑的源头会被消除。支持性心理治疗师会支持或者忽略为潜意识目标服务的防御,以保护焦虑或有其他不愉快情绪的患者。

　　在支持性治疗初期,使用较多的技术有澄清、释义、情感反应和总结等。

　　澄清是指治疗师要求患者对含糊不清、模棱两可或意义隐藏的语句给予详细描述,一般用"你的意思是……"或"你能对……做个解释吗"之类的问话方式。澄清的目的是帮助治疗师更加准确地理解患者想要表达的信息。

　　释义是指治疗师重新编排患者先前所表达的认知内容。重新编排信息意味着治疗师要用自己的语言表达患者的信息,而非机械重复。释义可以让患者知道治疗师已经正确地理解了自己所要表达的信息,也可以增强患者对重要信息的关注。

　　情感反映指治疗师重新编排患者先前所要表达的情感内容,而前面提到的释义则侧重认知内容。情感反映有助于治疗师准确了解患者的感受,同时也有助于患者觉察和表达自己的感受。一般来讲,情感反映常常包括一些内容:"你"或对方的名字和情绪的名称,常用"你觉得……""你心里感受到……"等这样的句子。

　　总结是指治疗师用两句或更多的释义或情感反映概括患者所表达的主题信息。总结可以帮助患者回顾之前的治疗过程,也可以聚焦谈话的主题,减少患者的无关陈述。总结有些像穿珠子,把来访者所表述的信息的主要内容清理成串,分门别类。

病历摘要(三)

　　在支持性心理治疗中,给予患者疾病教育,同时邀请父母参加家庭心理教育。主要内容为:健康宣教,介绍精神分裂症的症状、特点、预后和常用的治疗方案;对父母出现的担心、焦虑等情绪表达理解并正常化。通过会谈,患者父母对所患疾病有了更深入的认识,焦虑情绪有所缓解,愿意配合医生做好对患者的心理支持工作。同时患者父母也表明,自己以前的教养方式也有不恰当的地方,从小保护和限制过多,养成了孩子胆小怕事的特点,过度重视学业和工作成就,对情感的交流相对较少,患者也不擅长处理复杂的人际关系,在以后的生活中会重视对患者情感上的支持和关注,增强患者的自主感。

思维引导4

精神分裂症是一种典型的严重精神障碍。在精神分裂症患者的支持性心理治疗中,治疗师往往提供给患者关于疾病教育、增强药物治疗的依从性、促进现实检验、鼓励患者学会问题解决的方法,通过表扬来增强其适应性行为。

表扬是一种强化方式,通过这种方式可以提高患者的自尊,增强其适应性改变的动机。治疗师还可以利用适当的强化刺激,激励患者,形成对患者的正性反馈。正性强化之所以对精神分裂症患者有效,是因为他们往往存在神经认知功能方面的损害,常伴有阴性症状,如淡漠、缺乏快感以及意志减退等,而且这些患者的自知力都比较差。强化刺激可以是患者喜爱的食物、活动、人以及任何可以增加患者某种行为的强度和频率的生活事件。适当的强化刺激能提高患者的技能获得,帮助他们达到目标并增强自尊。患者所在乎的一些外部奖励有助于让他们积极参与并维持治疗。这些奖励包括代币、结业证书、庆祝活动以及礼券等。恰到好处的表扬是一种十分有效而不昂贵的奖励手段。

在心理教育中,使用较多的技术是解释和指导。解释是治疗师根据自己的专业知识和生活经验,对患者的疑虑进行解答。患者在患病后,对自己出现的各种精神症状缺乏了解,容易产生各种疑问、困惑或顾虑,引起焦虑和紧张情绪,恰当的解释可以消除患者的疑虑,增强患者的信心,帮助患者看待自己的症状和内外环境。因此,治疗师应在充分了解患者的病情、心理状态和心理特征的基础上,根据客观科学事实,运用通俗易懂的语言,使其解释的内容能被患者理解和接受。解释技术是否有效,不在于是否科学和规范,而在于能否被患者接受,起到消除疑虑和消极情绪的作用。

治疗师还需要对患者在治疗过程中需要进行的配合、如何调整情绪、适应性的应对方式或行为方式等内容进行一般性的指导。指导技术可以简单有效地改善患者的症状,改良其行为方式,促进疾病的恢复。指导的内容应是在理论和科学研究的基础上形成的规律性经验。正确的指导需要治疗师对患者的情况具有科学的判断,针对性强、操作性强和可行性好的指导才能起到预期的作用。

关于家庭心理教育,当支持性心理治疗应用于功能较好的患者时,一般不需要对环境进行干预。然而,对于那些社会功能受损较为严重的患者,治疗师可恰当地对患者的生活环境进行干预,以增强其适应能力,减轻焦虑和应激。一个很好的方法就是家庭心理教育,即通过对家庭进行教育以改变患者的生活环境。而现实中,患者经常是家庭失望、批评、不信任和忽略的焦点,如此的家庭模式不大可能会帮助患者更好地应对慢性疾病。告知整个家庭关于患者疾病的本质有助于家庭环境稳定,支持患者的康复。

病史摘要(四)

入院4周后,规范给予利培酮5 mg/d治疗,患者病情稳定,幻觉、妄想等精神病性症状逐渐消失,与周围病友也有较多的交流互动,主动外出病房活动,对病房医护人员的态度也温和有礼,自知力基本恢复。患者和家属要求出院,评估后办理出院。

在院进行的最后两次支持性心理治疗,每次时间持续 50 min,主要内容包括:鼓励和表扬患者取得的进步,对后续治疗相关问题进行心理教育与指导,减轻患者对疾病的顾虑,总结治疗过程,鼓励患者在生活和社交中的自主性,鼓励其继续在门诊进行心理治疗。

思维引导5

该患者经过规范的药物治疗,同时进行支持性心理治疗,精神病性症状已经消失,自知力恢复,后续进行精神分裂症的巩固期和维持期治疗。在这两个治疗时期,患者可能会存在未按照医嘱服药、有病耻感、对未来生活缺乏信心、工作和社交的适应等问题,不仅会影响患者疾病的康复,也影响患者的生活质量和主观幸福体验。在条件充足前提下,患者还需要继续进行支持性心理治疗,预防患者疾病复发,恢复社会功能,提高自尊,促进患者社会适应,实现全面康复。

二、思考题

1. 支持性心理治疗的治疗目标是什么?
2. 支持性心理治疗初期使用的技术有哪些?
3. 在心理教育中,主要使用哪些技术?

三、参考资料

[1]陆林.沈渔邨精神病学[M].6 版.北京:人民卫生出版社,2018.
[2]钱铭怡.心理咨询与心理治疗(重排本)[M].北京:北京大学出版社,2016.
[3]温斯顿.支持性心理治疗导论[M].北京:人民卫生出版社,2010.

（王亚丽　郭慧荣）

案例 36 **认知行为治疗**

一、病历摘要和治疗过程

病历摘要(一)

患者,女,22 岁,本科毕业,乐队成员,穿搭朋克风格,黑色眼影,打有唇钉、鼻钉,就诊时背着吉他。患者描述近 3 个月睡眠差,急躁,控制不住自己的脾气,易与别人发生争吵,伴随头晕、头痛,反胃,心慌,手抖。会反复纠结一些事情:诸如自己的未来,跟男朋友的关系,害怕男朋友出轨,害怕父母逼自己找工作。此外还总担心自己患有心脏病,1 个月前患者莫名出现心前区不适,拨打 120 求救,心脏检查未见明显异常,但仍怀疑自己会不会得了心脏病。患者每天身体紧绷,莫名痛苦,遂至精神科门诊就诊,希望进行心理咨询,医生诊断患者为焦虑障碍,建议药物治疗配合心理治疗。

患者是家中老小,自小成绩优异,大学毕业于 211 院校,金融专业。患者虽然不喜欢但还是完成了自己学业。患者初中起开始玩摇滚,和朋友组建了乐队,但其父母极力阻止。患者诉从小到大父母对自己期望很高,达不到他们的期望就会不高兴。父母很少在意她的情绪,认为小孩子能有什么情绪,即使患者对他们大喊大叫,摔东西,宣泄自己的难过与愤怒,父母也会置之不理。患者总觉得自己是一个没用的人,达不到父母的期望,完成不了自己的梦想,所以患者要求自己必须成功。

既往体健,无药物过敏史,家族史阴性。

问题1:患者是否适合做心理治疗?

思路1:患者与父母之间关系的冲突,是患者发病的主要心理因素。患者文化程度高,主动提出想接受心理咨询,寻求心理治疗的动机强。在焦虑障碍的防治指南中,认知行为疗法是作为A级证据、一级推荐的具有确定疗效、安全有效的心理治疗方法。

思路2:焦虑障碍规范的药物治疗联合心理咨询需要注意:药物治疗可以缓解患者的情绪和躯体症状,但会降低心理治疗改变的动机。所以在药物治疗基础上如何降低药物治疗改变动机的影响是很关键的问题。有研究证据显示:轻度焦虑障碍可以采取单独认知行为疗法,而对中、重度焦虑障碍建议药物和认知行为疗法联合治疗,疗效比单一治疗效果更好。

问题2:患者的诊断和寻求帮助的心理问题有哪些?

思路1:患者存在较多的躯体化症状,如头晕,头痛,心慌,出汗,手抖,肌肉紧张,各项检查均无明显阳性发现;此外患者也存在情绪问题,如反复担心,纠结,急躁,易发生争吵,曾有一次惊恐发作,无精神病性症状和抑郁综合征等,偶有情绪激动,但无躁狂发作的典型症状,家族无精神病史,无过敏史,病程达到3个月,符合焦虑障碍的诊断标准。

思路2:患者与父母的关系需要在心理咨询中进行讨论,其他发病因素如个人性格,幼年经历,认知模式、与男朋友之间的关系等均是心理治疗需要探讨的内容。

思路3:虽然焦虑障碍跟抑郁症相比自杀风险较低,但也不能完全排除自杀的可能性,所以自杀风险评估要贯穿始终。患者服用抗焦虑药物治疗后,状态有所好转,但仍感到不安、担心、纠结、心烦,心理治疗师要定期评估患者的自杀风险,如果患者自杀风险较高,要告知家属,并建议住院治疗。

问题3:患者的心理治疗目标和心理教育是什么?

思路1:在设定初步目标时首先是要尊重患者的意见,该患者寻求心理治疗想解决自己的焦虑情绪,改善不良思维,改善社交能力,缓解身体紧绷的状态。心理治疗师会依据自身的专业性和能力来判断患者的目标能否在心理治疗中实现,如果可实现就说明患者与治疗师在咨询目标上达成了共识,接下来的咨询也容易进行下去,同时和患者讨论达成目标的优先次序。本例中最终确定咨询目标的优先次序如下。①缓解焦虑情绪,缓解身体紧绷状态;②挑战不良思维;③改善社交能力。

思路2:焦虑障碍患者通常会不断问“自己会不会好,会不会终身服药,会不会经常复发”等诸类问题,因此开展心理教育是有必要的,向患者讲解焦虑障碍的基本知识,讲解心理咨询是如何工作的和改变认知模式的重要性,给患者希望。该例患者配合度好,积极性高,对心理治疗师有较好的信任感,也推动了心理治疗的顺利进行。

病历摘要(二)

第一次治疗和患者讨论的重点是运用腹式呼吸法来缓解情绪,腹式呼吸法(有些心理治疗师会运用肌肉渐进法,正念呼吸法,冥想)好学易用,可以帮助来访者在不良情绪出现时快速得到缓解。在第2次与第3次治疗会谈中,心理治疗师首先进行一个简单的情绪检查,例如:本周过得怎么样?可以用一两句来描述感受,以0~10分来评估患者的情绪状态,0分代表情绪平静,10分代表严重的焦虑。患者自我情绪检查5分,属于中间的位置,否认有明显的自杀想法。患者诉注意力难以集中,记忆力减退,她已把自己的病情告诉了父母,父母表示理解,但患者会在意父母的眼光,会担心他们在背后说自己不好,担心男朋友背着自己去找其他的女生聊天,多疑。

针对患者这些想法用情绪三栏表来记录患者的自动思维/自动想法和情绪,心理治疗师与患者讨论了当她担心父母在背后说她不好,担心男朋友背后跟其他女生聊天时,脑海里出现的想法、情绪和感受。应用苏格拉底式提问,使患者了解认知—情绪—行为之间的关系,让患者认识到,自己脑内出现的"自己会不会被抛弃,父母会不会对自己很失望"的自动想法会引起情绪的波动,情绪波动会导致某些异常行为。患者意识到需要通过改变自己的想法和行动来调节情绪,改变情绪状态。在治疗结束后,布置作业,告诉患者进一步进行自己情绪和想法的监测,同时关注自己的日常行为活动与情绪的关系。

思维引导 1

正念呼吸:正念呼吸是有意图,不带评判的,对当下的关注或觉察。它刚开始是佛教的一种修行方式,主要是帮助人们成长,提高智慧,减轻焦虑,提高注意力,缓解疼痛等。正念十分关注你的"当下",训练你活在"此时此刻此地"的一个过程。正念呼吸是通过呼吸来观察身体的感觉,通过鼻孔的空气,胸部及腹部的起伏,呼吸与呼吸之间的停顿,不必深呼吸也不用刻意控制,感觉就像是"等着"呼吸自然到来。在呼吸的过程中,我们的脑中浮现"杂念",不用担心,将注意力回至呼吸,要把呼吸当成"意识的锚"。当这些杂念出现的时候不要刻意地去阻止自己出现这些杂念,这是正常的现象,不必过度苛求。一个简单快速有效的正念呼吸是,吸气 5 s、呼吸 5 s、停顿 5 s,重复做 5 ~ 6 次,直到情绪有所缓解。

肌肉渐进法:是将自己紧绷的神经和多处肌肉放松下来,精神压力和病症刺激之间的联系会造成肌肉的紧张,也会产生疼痛。所以这个方法对肌肉群分别进行短暂的紧绷和有意识的放松,对缓解焦虑效果很好,如果患者出现心慌,心跳加速,这个方法可以很快地帮助来访者放松。一个比较简单快速的肌肉渐进法是,双手摊开,看着自己的手掌心,手指慢慢地握紧,慢慢地握紧,使劲握,用尽自己的全身的力量去握,要紧得不能再紧,这个时候要深呼吸,吸气,保持住 5 s,5 s 之后慢慢地呼气,手也慢慢地松开,这期间松手跟呼气一定要缓慢。做完之后自身焦虑和抑郁的情绪都会有所缓解,可以重复。

问题 4:如何开始认知行为治疗?

思路 1:CBT 中的 ABC 模式

A = Activating event(real external event-a trigger)是诱因,是指引发情绪体验的事件或情境。B = Beliefs(thoughts,personal rules,meanings),对于事件理性和非理性的想法,自动思维,或是核心信念。C = Consequences(emotions,behaviors and physical sensations)对于事件引发情绪的行为反应。

CBT 治疗的前提是让患者能够理解情绪与思维("想法")的关系,只有患者能够区分开什么是情绪、什么是想法,并且能够对情绪的性质进行命名时,才能进行更好的控制。

当心理治疗师问:这周感觉怎么样?

患者答:心慌,难受,感觉大脑会不停地去想东西。

心理治疗师这时就要与患者讨论"大脑不停地去想东西"是一种什么感受? 是确定一些东西,还是会担心一些事情的发生? 进一步帮助患者了解这是焦虑的情绪,在患者理解焦虑情绪时,心理治疗师询问:"当焦虑情绪出现时,在你脑海里有什么想法"? 从而引导出患者的自动思维(automatic thought)。患者回答:"觉得自己很没有用,担心男朋友会抛弃自己,会让父母感到失望",这是患者的想法。患者一想到这里就会坐立不安,在房间里走来走去。此时,心理治疗师与患者一起来完成情绪三栏记录表(表 17-1)。

表 17-1 情绪三栏记录表

情境 导致不悦情绪的真实事件	自动化思维 写下出现情绪时的自动化思维	情绪及其强度 a 悲伤、焦虑、愤怒等 b 为情绪的强度评分 1~100 分
1 2 3 4 5 6 …		

思维引导 2

　　在进行认知重建时首先需要做的就是识别和监测负面的思维。患者要能识别自己负面的想法，并能评估自己的想法是否符合客观实际，是否真的会发生，发生的概率有多大。或者自己的想法真的发生了，最坏的结果患者能否接受，同时也要评估这些想法出现的频率以及会有哪些自动思维出现。在识别自动想法时，常用的技术就是情绪三栏记录表。

　　当患者感到情绪紧张、心慌时，问问自己，"有哪些负面思维和我糟糕的情绪有关？发生这些时，我对自己说了什么？"，静下心感受和倾听一下内心的对话。例如，该患者和男朋友争执时，可能会对自己说，"他是不是不要我了"。如果患者发现胸口疼痛或胸闷，也许会恐慌，因为觉得自己要心脏病发作了。找到这些负面思维后，请将它们写在情绪三栏记录表的"自动化思维"栏中记录下来。

　　思路 2：在进行三栏表记录的过程中，心理治疗师要有意识地引导患者体会自己的情绪、想法和行为之间的关系。询问患者想到男友出轨，会让父母感到失望，自己的感受如何？如果感到焦虑、紧张，会有哪些行为反应？让患者意识到是负面想法导致了自己情绪焦虑，才会让自己感到坐立不安，在房间里走来走去。

思维引导 3

　　CBT 基本模型认为，人们的情绪和行为受到他们对事件看法的影响，而并不是事件的本身。CBT 认为有什么样的情绪也会促发相应的行为反应。反过来，有什么样的行为反应也会影响到一个人的情绪反应，情绪和行为反应会进一步强化原来对事件的认知评价，就会产生固有的思维习惯和行为习惯。所以要改变情绪状态，就需要改变自己的认知评价和行为反应；情绪的改变也会影响认知评价和行为。

　　CBT 操作要遵循心理治疗的基本过程，分三个阶段，每个阶段的治疗重点有所不同。

　　（1）治疗初期：主要任务是患者与心理咨询师建立起良好的信任关系，这样才能很好地相互合作，还要对患者进行资料收集、评估与诊断、案例的概念化、心理教育、设定治疗目标和制订治疗计划。

　　（2）治疗中期：主要任务是应用认知和行为技术针对患者评估确定的治疗目标进行干预。包括识别和重建认知，帮助患者训练并掌握在治疗中所学到的认知行为应对方法和技巧，进而缓解患者的情绪和行为问题或精神症状,促进社会功能恢复。

(3)治疗后期:主要任务是预防患者病情复发、治疗回顾、疗效维持和治疗的终止。

病例摘要(三)

在4~6次的治疗中,患者与心理治疗师复习家庭作业,发现在过去的一周中,刚开始患者的情绪波动比较频繁,但几天后有所下降。跟父母和男朋友谈话时焦虑值是7,跟乐队在一起时焦虑值是3,朋友要是说到患者一些事情时不管是好的还是坏的,就会让患者感到紧张,身体紧绷,这时焦虑值是6,与患者讨论上述问题,应用认知行为的基本模型进行案例概念化,帮助患者理解其问题形成的原因以及情绪持续焦虑的因素,进一步明确治疗目标,即改善焦虑情绪,挑战不良思维,改善社交能力。在咨询目标的指导下用验证法和行为实验来矫正患者的认知歪曲,同时应用日常活动图表来提高患者的行为活动水平。

问题5:CBT如何理解患者的问题形成和持续的因素

思路1:横向案例分析(horizontal case formulation)。在CBT中横向解析是理解患者当下存在的问题、症状及其原因的过程,主要是从四个方向出发:情境、认知、情绪和行为。通过不同情境的分析发现患者在固有想法引导下,情绪上就会表现出焦虑、紧张、愤怒,行为上表现出坐立不安,反复检查。当她感觉到精力差时就会觉得自己是不是很没用,这样不断地循环,使患者的情绪问题一直持续。

思路2:纵向案例分析(Vertical case formulation)。首先,以自动思维为起点,其次,搜集早年养育经历,获得决定核心信念相关的童年成长资料,患者从小由保姆照顾,跟父母关系不亲密,父母也经常吵架,患者每次取得好成绩,父母会夸奖她,同时提出更高的要求。因为父母生意的原因,患者经常换学校,这使患者没有安全感,难以适应新环境和新同学,总怕别人不喜欢自己。

患者对自己成长过程的环境是如何看待的?父母给自己带来什么影响?这些问题勾画出患者对自己、对世界、对他人的根本看法,这就是患者在成长经历中形成的核心信念,在横向案例解析中,患者认为自己很失败,这些想法的背后,是潜在的中间信念或核心信念在起作用。应用苏格拉底式提问与患者来探讨这些想法背后潜在的想法时,能很好了解患者的中间信念或核心信念。

病历摘要(四)

治疗师:如果没有达到父母的期待值,对你意味着什么呢?

患者:我很没用,我让他们失望了。

治疗师:男朋友总是看手机,为什么就会认为男朋友跟女生聊天?

患者:因为他被我经常逮到啊,跟女生聊天。

问题6:以上对话反映了患者什么样的核心信念?

思路1:患者存在"自己是没用,不值得被信任"的核心信念,其形成与其在家庭环境中和成长过程中所经历的事情的认知和采取的应对方式有密切的关系。幼年时被父母忽视,童年时遭遇父母争吵和漠不关心,都让她在内心中形成自己不重要的信念,所以很需要男朋友的关注,但是在与男朋友沟通中也出现了问题。

当遭遇到应激性生活事件或者有个导火索时,核心信念被激活,患者表现出一系列的中间信念和自动思维,继而表现出情绪和行为症状。

问题7:如何对患者进行认知矫正或者认知重建?

思路1:认知行为疗法(CBT)的原理,就是通过改变歪曲认知,继而改变情绪和行为,让患者产生相对合理的替代性认知,并应用替代性认知替换原有歪曲的认知。

思维引导 4

常见的十大认知扭曲

1. 非黑即白思维　用非黑即白的思维模式看待整个世界。只要表现有一点不完美,就宣告彻底失败。

2. 以偏概全　只要发生一件负面事件,就表示失败会接踵而来,无休无止。

3. 心理过滤　单单挑出一件负面细节反复回味,最后眼中的整个现实世界都变得黑暗无光。这就像一滴墨水染黑了一整杯水。

4. 否定正面思考　拒绝正面的体验,坚持以这样或者那样的理由暗示自己"它们不算"。虽然这种消极信念有悖于现实实验,但却以这种方式固执地坚持。

5. 妄下结论　喜欢用消极的理解方式下结论,即使没有确切的事实有力地证明也是如此。

(1)读心术:当发现他人的行为不尽如人意,就认为是针对自己的,对此自己也懒得去查证。

(2)先知错误:觉得事情只会越来越糟,对这一预言深信不疑,认为它就是板上钉钉的事实。

6. 放大和缩小:对自己的错误或他人的成就,往往会夸大它们的重要性。但对于自己的优点或他人的缺点,又会将它们缩小,看得微不足道。这种模式也称为"双目镜把戏"。

7. 情绪化推理:认为只要有负面情绪,就足以证明事实确实非常糟糕,"我感觉得出来,所以肯定就是真的。"

8. "应该"句式:习惯于用"我应该做这个"和"我不该做那个"来鞭策自己,好像需要被皮鞭抽一顿之后才能好好干活一样。"必须"和"应当"这类句式也会产生同样的抵触效果。这种句式带来的情绪后果就是内疚。当把"应该"句式强加于他人时,会产生愤怒、沮丧甚至仇恨的情绪。

9. 乱贴标签:这是一种极端的以偏概全的形式。此时,个体不再描述自己的错误,而是给自己贴上消极的标签,如"我是个废物"如果有人惹恼了你,你又会给他贴上消极的标签,如"他真是个讨厌鬼"乱贴标签指的是用高度情绪化、充满感情色彩的语言来描述事物。

10. 罪责归己:即使某些外界消极事件根本不需要本人负责,但仍认为自己就是罪魁祸首。

思路2:常见的认知矫正术

1. 苏格拉底式提问　与 CBT 密切相关,是一种患者有能力回答但可能没有意识到他们可以回答的问题。通过敏感的提问,鼓励患者自己发现不同的观点和解决方案。好的苏格拉底式问题使患者自己找出答案或者提出对问题的新观点,只有当患者自己得出结论时,才是更令人难忘,令人信服并采取新的行动。

2. 检验证据法　这是认知矫正常用的技术之一,写下负面思维,找出其中的认知扭曲,询问自己,"这种思维的证据在哪里""有哪些证据可以证明你所担心的负面的事情它一定会发生"因为我们感觉糟糕,我们常常没有查证事实就认为事情真的无比糟糕。一旦你认清事实,通常就能从不同的角度看待问题。

3. 实验法　当产生负面思维时,请问问自己是否能验证一下这种思维的真实性。依据患者认知歪曲设计出可行的行为试验计划,有时试验有助于患者了解事实的真相。

4. 重新归因　当个体出现情绪障碍时,通常会习惯性责怪自己。所以可以尝试着重新归因,把问题的根源归因于其他因素上,问问自己"有没有其他因素造成这一问题?"从而想出一系列的可能性。这种方法的目的不是否认患者犯的错误,而是帮助患者客观地寻找问题的根源。

5.认知演练　通过家庭作业,患者在真实环境里练习使用新的替代想法或信念。在帮助患者矫正其中间信念和核心信念的过程中,要牢记"练习、练习、再练习"的刻意练习策略。应用应对卡片可以帮助患者提高认知演练的效果。

病历摘要(五)

在训练患者认知矫正的方法时,与患者一起分析"我会让我父母感到失望"的自动想法。治疗师用苏格拉底式提问和检验证据法来引导患者对自己这一想法的重新评估。

治疗师:刚才你说"你会让父母感到失望",你为什么会这么说?

患者:他们让我工作,考公务员,但我玩吉他,我现在生病了,他们当然希望一个健康的我(绝对化思维、情绪推理)。

治疗师:噢,那你情绪状态有多低呢? 用0~100分来评个分,你觉得目前的焦虑有多少分呢?

患者:现在有80分。

治疗师:你的焦虑情绪一直是80分吗?

患者:忽高忽低吧,这要看我当天的状态怎么样。

治疗师:那就是说,你的情绪时好时坏,对吗? 你认为是什么导致了这种情况发生?

患者想了想:或许是我一直在追求父母的认可,毕竟之前的经历会让我认为只要我好了,父母就会看到我。

治疗师:那是不是可以这样理解,父母的认可对你来说很重要。

患者:很重要,他们要么承认我很失败,要么承认我很成功(非黑即白的思维),但我现在的状态我会感觉没有达到他们所想的期望值,一这样想就会让我感到很焦虑("应该"模式)。

治疗师:对于你父母的期望,你认为怎样会令他们满意?

这时患者哭了,沉默了许久:之前或许我知道,但是现在我脑子很乱……或许就是我考上公务员,找一个很好的男朋友,让父母感到很骄傲,这些都是他们对我的要求,但我现在没有办法做到,我觉得我现在任何一件事情都做不好,都做得很糟糕……

治疗师:你真的任何一件事情都做不好吗? 吉他也弹得很烂吗?

患者:怎么可能! 我弹得很好的!

治疗师:但你刚才说你现在任何事情都做不好。

患者想了想:除了吉他。

治疗师:吃饭,睡觉,洗脸刷牙呢?

患者:那谁都会做啊。

治疗师:任何事情也包括很常见的事情,我看今天你来有化妆。

患者:对啊,为了见你,也是对你的尊重。

治疗师:不错啊,所以并不是任何事情都做不好,对吗?

患者没有回答……

治疗师:有没有哪些证据能够证明你任何事情做不好?

患者:嗯……,真实有力的证据好像没有,但我的想法是这么认为的。

治疗师:所以我们可不可以这么理解,不良的思维会影响我们对于一件事情的判断。

患者:好像是。

治疗师:那我再问你有没有哪些证据可以证明你让你父母失望了?

患者:之前考试考得不好,他们会说你太让我们失望了!

治疗师:现在的情境会跟之前的经历一模一样吗?

患者:不一样。

治疗师:所以我们可不可以理解为结果也会有所不一样。

患者:或许吧。

治疗师:所以"我会让我父母感到失望的"这个想法可以有实质的证据证明吗?

患者:好像没有吧。

治疗师:既然没有,你觉得你的这种想法合理吗?

患者:不合理。

治疗师:那么你觉得你一定会让你父母感到失望吗?

患者:现在去想的话,不一定吧。

治疗师:所以你会让你父母感到很失望,其实不一定吧。

患者:我大概明白了你的意思,就是我的想法有时候在大脑中认定为很绝对的,但是这个世界上不可能太绝对,所以我不一定会让我父母感到失望,即使现在我有焦虑症。

治疗师:是的! 很棒! 所以你用现在的想法去替换原来的想法,你的情绪会感到怎么样?

患者:情绪好多了,有所下降。

治疗师:焦虑值的程度由几分下降到几分?

患者:由原来 80 下降到 55 吧。

经过这样的替换练习,患者觉得焦虑有所减轻。治疗师与患者进一步讨论,让患者意识到在现实生活中,当情绪不好时,可以用这样的方法来监测自己的不合理的想法,用相对合理的想法去替换自己的不合理的想法,自己的情绪就会进一步改善。

问题 8:如何制订患者的行为干预策略?

思路 1:通过心理教育让患者发现行为活动和动机的变化与情绪和思维的关系。当坐立不安,走来走去时,情绪会更差,脑子里会想负面的事情,认为自己不值得被爱。当练习吉他和出去跟朋友聊天时,情绪就会好一些,脑子里的负性想法也会少一些。通过这样的讨论,患者会意识到,改善自己的抑郁情绪,需要适当提高自己的行为活动水平,同时观察自己行为活动与情绪的关系。

思路 2:为什么要在 CBT 中进行行为干预?

在心理学和精神病学中,"偏离"或"缺陷"的异常模式占主导地位,有心理障碍的人或表现出问题行为的人通常被视为不正常或者离经叛道。所以在认知疗法中,有心理障碍的人常常有适应不良的思维结构,这些思维结构是行为和情绪障碍的问题核心。

思路 3:在 CBT 中常用的行为干预有暴露疗法和行为激活技术。

暴露疗法(exposure and response prevention,ERP):首先将 ERP 治疗的原理和操作程序清晰地向患者解释,讨论患者所关心的所有问题,并反复探讨做 ERP 的利弊,使患者自愿进行。然后依据患者对每项刺激情景引发的焦虑从 0(无焦虑)到 100 分(患者曾有过的最严重的焦虑)评定主观痛苦等级(subjective units of distress,SUD),按照 SUD 从小到大进行排列形成"暴露情境等级表",一般分为 8 个等级。从能引发中等程度焦虑(SUD 评分 ≥ 40 分)的等级情境开始进行首次暴露。在首次暴露之后,要以家庭作业的形式安排患者自行完成每日的重复暴露,直到焦虑情境逐一消失为止。

ERP 治疗目标是使患者的情绪保持在一个安全的环境,通过坚持暴露-反应的应对技能,可以将患者从他们所纠结的事情中解放出来。

行为激活技术(behavioral activation therapy):行为激活表明,负性的生活事件可以导致一个人较少的积极强化,并可能会转向不健康的行为来试图避免负面情绪,这些行为使负面情绪得到暂时缓解,但最终会导致更多的负面结果,以及情绪障碍的恶化。当使用行为激活技术时,治疗师主要通过两种方式进行干预,增加一个人经历的正强化量和减少导致情绪障碍恶化的负面行为模式。用新的奖励行为取代消极回避行为增加正强化,减少负强化。制订活动安排计划表,记录他们对参与活动的实际掌控感和愉快感的评分。可以反复使用患者周活动安排表来完成每日的活动计划。患者通过按计划行事,自信和愉快感就会增加,从而逐渐增加患者的活动。同时对每一种活动的愉快感和掌控感以 0~10 分进行评分,寻找愉快感,不断扩展自己的行为活动范围,提高行为活动水平。

病历摘要(六)

在第 7 次治疗时,心理治疗师与患者一起复习日常活动记录情况,然后与患者进一步讨论如何增加日常活动。针对每一天的具体时间安排具体的活动,患者能够完成日常行为周计划表(表 17-2)和积极活动表(表 17-3)作为家庭作业,同时记录每种活动的愉快感和掌控感,对自己进行奖励。

行为激活周计划表

创建一个活动日程表,会帮助患者在一天里建立一些积极的行为。可以先选择一些容易完成的目标或者活动,这样可以让患者更积极地参与其中。患者通过按计划行事增加自信和愉快感,进而逐渐增加活动的次数。

表 17-2　周计划表

时期 例如	早上 8 点起床,吃 个丰富的早餐	下午 去家附近公园 散步 15 min	晚上 给朋友打电话 练习吉他
周一 周二 周三 周四 周五 周六 周日			

行为激活的积极活动表

列出你觉得有意义的活动,将每个活动分为两个级别:①这个活动对你来说是多么容易完成;②完成这个活动是否觉得有益的(1~10:10 表示很容易或有益的,1 表示很难或根本没益的)。

表 17-3　积极活动表

活动 例如:去散步	容易(1~10) 9	有益的(1~10) 6

在第 6~8 次治疗中,治疗师进一步复习在前几次使用的技术和方法。评估患者的状态,患者的焦虑水平明显改善,通过认知矫正,发现自己真有放大或缩小、情绪化推理的不良思维模式,对于刚开始的治疗出现了着急,急躁的情绪。经过应用认知重建、行为激活等技术,患者情绪好转,行为活动增加,对治疗恢复了信心,相信自己可以尝试恢复自己的社交和与父母的关系。在第 7 次治疗结

束时,布置家庭作业,尝试去跟父母沟通,把自己从小到大的感受讲给父母,与治疗师讨论了可能遇到的问题和应对方法。

问题9:家庭作业在CBT中的重要性有哪些?

家庭作业是CBT的重要特征,在治疗中与患者讨论的所有技术和具体的方法,都需要通过家庭作业的形式让患者在现实生活中不断实践。在布置家庭作业时,治疗师一定要考虑到患者疾病严重的程度、个人兴趣爱好和客观条件,要保证患者完全理解家庭作业的意义并且自己有意愿去完成,这样患者完成的动机才会比较强。

问题10:认知干预和行为激活技术如何结合?

思路:确定认知干预和行为激活哪个先实施,在临床实践中完全取决于患者疾病的严重程度和患者意愿。认知干预一般是对认知程度较高的患者效果比较好,对病情不太严重、文化程度比较高的患者可优先使用。如果患者病情比较重、文化程度比较低,简单的行为活动监测、增加简单的行为活动可能对于患者来说会更为容易。在CBT中,行为改变的最终目标是患者认知的重建。认知的重建会激发患者改变的动机,有利于行为激活的进行,一旦患者的改变动机得到强化,先做认知矫正还是先做行为激活,由治疗师和患者共同决策。

病历摘要(七)

随着患者对自己"觉得自己很没有用,担心男朋友会抛弃自己,会让父母感到失望"等歪曲想法的动摇和改变,患者的行为活动每周在不断增加。通过行为试验的方法,让患者与父母沟通,父母也意识到他们对患者过高的期望,从没体会过患者的感受,并向患者道歉,患者也有尝试考公务员的意愿,但也不会放弃自己的乐队。治疗师与患者讨论在考试的过程中,如果遇到情绪的发作,用什么方法可以帮助自己缓解情绪。

第12次治疗,患者情绪保持在2~3分,治疗师与患者一起讨论整个心理治疗过程,患者能够理解自己问题的成因,并且意识到需要在今后的生活、学习中、工作中不断地监测自己的不良思维,挑战不健康的信念,规律生活和工作,坚持服药,进一步维持、巩固疗效。至此,12次认知行为治疗达到了治疗目标,治疗师肯定患者自己的付出,与患者商定结束治疗,当她再遇到困难,难以克服时,随时来诊,定期复查。

问题11:何时考虑结束治疗?

思路:在CBT治疗过程中,治疗师定期与患者回顾治疗目标,围绕治疗目标展开治疗。当治疗师和患者在评估治疗目标基本实现的时候,就是CBT治疗结束的时机。

问题12:如何结束CBT治疗?

思路:通常CBT疗程是10~12次,但何时结束以及如何结束CBT治疗,是从治疗开始时就要考虑的,在治疗设置上体现在治疗频次和治疗间隔的逐渐变化。如治疗频次开始时1~2次/周,中期1次/2周,后期1次/月。初期就要把能够实现的目标作为治疗目标。治疗后期,根据治疗进展提醒来访者还需要几次治疗,让患者有心理准备,如果最后一次咨询,患者想进行新的疗程,这时可以与患者探讨新的治疗目标。

问题13:如何维持CBT的疗效?

思路:焦虑障碍是一种复发性精神障碍,在CBT疗法联合药物治疗取得疗效后,如何保持取得的疗效并预防病情的反复或复发,是与患者讨论的重要问题。在本病例中,治疗师在结束治疗的最后一次咨询中与患者一起复习了整个治疗过程,让患者自己总结为何罹患了焦虑障碍,用了什么样的方法来监控和改变自己的想法和行为;同时与患者讨论应激管理、规律生活的重要性;也与患者讨论了药物治疗对疾病复发预防的重要性,嘱咐患者遵医嘱服药,定期复诊,并在日常生活中坚持实践认知行为矫正。

二、思考题

1. 行为疗法和认知疗法有什么区别?

2. 行为激活活动表该如何应用?

3. 如果周围的人出现情绪障碍该如何用 CBT 去帮助他们?

4. 对于家庭作业,如果患者不能很好地完成,心理治疗师该如何应对?

5. 如何用 CBT 去理解患者为什么一直陷入在自己的思维里?

6. 什么样的患者适合用 CBT?

7. 躯体化症状比较明显的患者是否适用于认知疗法?

三、参考资料

[1]BECK A T. Cognitive therapy and the emotional disorders[M]. Penguin. 1979.

[2]BECK A T,WEISHAAR M. Cognitive therapy. In Comprehensive handbook of cognitive therapy [M]. Springer,New York,NY,1989.

[3]BOSWELL J F,ILES B R,GALLAGHER M W,et al. Behavioral activation strategies in cognitive-behavioral therapy for anxiety disorders[J]. Psychotherapy,2017,54(3):231.

[4]BUTLER A C,CHAPMAN J E,FORMAN E M,et al. The empirical status of cognitive-behavioral therapy:a review of meta-analyses[J]. Clinical psychology review,2006,26(1):17-31.

[5]CLARK G I,EGAN SJ. The Socratic method in cognitivebehavioural therapy:a narrative review[J]. Cognitive Therapy and Research,2015,39(6):863-879.

[6]COVIN R,OUIMET A J,SEEDS P M,et al. A meta-analysis of CBT for pathological worry among clients with GAD[J]. Journal of anxiety disorders,2008,22(1):108-116.

[7]DELAVECHIA T,VELASQUEZ M L,DURAN E P,et al. Changing negative core beliefs with trial-based thought record[J]. Archives of clinical psychiatry (São Paulo),2016,43:31-33.

[8]DIMAURO J,DOMINGUES J,FERNANDEZ G,et al. Long-term effectiveness of CBT for anxiety disorders in an adult outpatient clinic sample:A follow-up study[J]. Behaviour research and therapy,2013,51(2):82-86.

[9]HOFMANN S G,GÓMEZ A F. Mindfulness-based interventions for anxiety and depression[J]. Psychiatric clinics,2017,40(4):739-749.

[10] LARSSON A, HOOPER N, OSBORNE L A, et al. Using brief cognitive restructuring and cognitivedefusion techniques to cope with negative thoughts[J]. Behavior modification,2016,40(3):452-482.

[11]RIGHI S,MECACCI L,VIGGIANO M P,et al. Anxiety,cognitive self-evaluation and performance:ERP correlates[J]. Journal of anxiety disorders,2009,23(8):1132-1138.

[12]STANLEY B,BROWN G,BRENT D A,et al. Cognitive-behavioral therapy for suicide prevention (CBT-SP):treatment model,feasibility,and acceptability[J]. Journal of the American Academy of Child & Adolescent Psychiatry,2009,48(10):1005-1013.

[13]STEIN A T,CARL E,CUIJPERS P,et al. Looking beyond depression:A meta-analysis of the effect of behavioral activation on depression, anxiety, and activation[J]. Psychological medicine,2021,51(9):1491-1504.

(连 楠 郭慧荣)